医药高等职业教育创新示范教材

中药
专业入门手册

主编 傅 红

中国医药科技出版社

内 容 提 要

　　本书是天津生物工程职业技术学院组织编写的医药高等职业教育创新示范教材之一。作为一本写给中药专业新生的入门指南,分别对中药专业相关行业有关职业的岗位职责、就业前景、发展空间及所应具备的条件进行了详尽的描述和实际分析。同时以简洁的文字介绍了中药专业的知识技能体系框架,概括了中药专业的基本学习方法和路线,为学生将来的学习及职业道路指明了方向。

图书在版编目(CIP)数据

　　中药专业入门手册/傅红主编 . —北京:中国医药科技出版社,2012.9
　　医药高等职业教育创新示范教材
　　ISBN 978 – 7 – 5067 – 5611 – 2

　　Ⅰ . ①中… 　Ⅱ . ①傅… 　Ⅲ . ①中药学 – 高等职业教育 – 教学参考资料
Ⅳ . ①R28

　　中国版本图书馆 CIP 数据核字(2012)第 191940 号

美术编辑　陈君杞
版式设计　郭小平

出版　中国医药科技出版社
地址　北京市海淀区文慧园北路甲 22 号
邮编　100082
电话　发行:010 – 62227427　邮购:010 – 62236938
网址　www.cmstp.com
规格　710 × 1020mm¼$_{16}$
印张　9½
字数　126 千字
版次　2012 年 9 月第 1 版
印次　2015 年 8 月第 2 次印刷
印刷　大厂回族自治县德诚印务有限公司
经销　全国各地新华书店
书号　ISBN 978 – 7 – 5067 – 5611 – 2
定价　**25.00 元**
本社图书如存在印装质量问题请与本社联系调换

丛书编委会

刘晓松（天津生物工程职业技术学院　院长）

麻树文（天津生物工程职业技术学院　党委书记）

李榆梅（天津生物工程职业技术学院　副院长）

黄宇平（天津生物工程职业技术学院　教务处处长）

齐铁栓（天津市医药集团有限公司　人力资源部部长）

闫凤英（天津华立达生物工程有限公司　总经理）

闵　丽（天津瑞澄大药房连锁有限公司　总经理）

王蜀津（天津中新药业集团股份有限公司隆顺榕制药厂
　　　　人力资源部副部长）

本书编委会

主　　编　傅　红
副 主 编　张俊生
编　　者　傅　红　（天津生物工程职业技术学院）

张俊生　（天津生物工程职业技术学院）

吕　薇　（天津生物工程职业技术学院）

董　怡　（天津生物工程职业技术学院）

尹浣洙　（天津生物工程职业技术学院）

窦国义　（天津生物工程职业技术学院）

王　轶　（天津生物工程职业技术学院）

元英群　（天津中新药业集团股份有限公司
　　　　　药材公司）

毛玉泉　（天津中新药业集团股份有限公司
　　　　　药材公司）

李东培　（天津中新药业集团股份有限公司
　　　　　药材公司）

胡建平　（天津医科大学总医院）

马红英　（天津医科大学总医院）

张冬梅　（天津医药集团敬一堂药业连锁有
　　　　　限公司）

编写说明

为使学生入学后即能了解所学专业，热爱所学专业，在新生入学后进行专业入门教育十分必要。多年的教学实践证明，职业院校更需要强化对学生的职业素养教育，使学生熟悉医药行业基本要求，具备专业基本素质，毕业后即与就业岗位零距离对接，成为合格的医药行业准职业人。为此我们组织编写了"医药高等职业教育创新示范教材"。

本套校本教材共计 16 本，分为 3 类。专业入门教育类 11 本，行业公共基础类 3 本，行业指导类 2 本。专业入门教育类教材包括《化学制药技术专业入门手册》、《药物制剂技术专业入门手册》、《药品质量检测技术专业入门手册》、《化工设备维修技术专业入门手册》、《中药制药技术专业入门手册》、《中药专业入门手册》、《现代中药技术专业入门手册》、《药品经营与管理专业入门手册》、《医药物流管理专业入门手册》、《生物制药技术专业入门手册》和《生物实验技术专业入门手册》，以上 11 门教材分别由专业带头人主编。

行业公共基础类教材包括《医药行业法律与法规》、《医药行业卫生学基础》和《医药行业安全规范》，分别由实训中心主任和系主任主编。

行业指导类教材包括《医药行业职业道德与就业指导》和《医药行业社会实践指导手册》，由长期承担学生职业道德指导和社会实践指导的系书记和学生处主任主编。

在本套教材编写过程中，我院组织作者深入与本专业对口的医药行业重点企业进行调研，熟悉调研企业的重点岗位及工作任务，深入了解各专业所覆盖工作岗位的全部生产过程，分析岗位（群）职业要求，总结履行岗位职责应具备的综合能力。因此，本套校本教材体现了教学过程的实践性、开放性和职业性。

本套教材突出以能力为本位，以学生为主体，强调"教、学、做"一体，体现了职业教育面向社会、面向行业、面向企业的办学思想。对深化医药类职业院校教育教学改革，促进职业教育教学与生产实践、技术推广紧密结合，加强学生职业技能的培养，加快为医药行业培养更多、更优秀的高端技能型专门人才都起到了推动作用。

本套教材适用于医药类高职高专教育院校和医药行业职工培训使用。

由于作者水平有限，书中难免有不妥之处，敬请读者批评指正。

天津生物工程职业技术学院
2012 年 6 月

目 录
▶ ▶ ▶ ▶ ▶ Contents

附 录 / 125

模块一 准备好,现在就出发

任务一 微笑迎接挑战,做一名有职业道德的医药人

一、 你是一名大学生

大学是国家高等教育的学府,综合性的提供教学和研究条件,也是授权颁发学位的高等教育机关。大学通常被人们比作描述新娘美丽颈项的象牙塔(ivory tower);是与世隔绝的梦幻境地,这里是一个不同寻常、丰富多彩的小世界,充满着各种各样的机遇。众多的课外活动、体育活动、社会活动的经历将会对大学生当中的很多人产生重大影响。希望你在这里度过一段人生中非常特别的时光——这就是你的大学。

请千万记住,无论你在大学中经历了什么,都归属于学习的过程。课堂的知识帮你累积学识和技能、课余的生活帮你提高综合素质、宿舍和班级内的相处帮你提升人际交往的能力、社会实践活动拓展你的视野……这所有的一切就是你们学习的时刻,是你们接触各种思想观念的时刻。这些思想观念与你们过去和将来接触到的不一定相同,这样的体验或许只在你一生中的这段时光里才会经历到。因此,当你遇到欣欣愉悦的事情时,请记住微笑,把你明媚的心情和收获与你的同伴分享,这会让你的幸福感加倍;当你遇到困难和挫折时,请记住以微笑展示你的坚强和乐观,别忘记也把你的落寞和愤愤不平向知己好友倾诉,这会帮你尽快抚平创伤。

今天,你走进了大学校园,你是一名大学生;你将如何在这“小天

地"度过你的大学生活,你又将在哪些方面有所提高,下面的内容或许能使你眼前一亮。

1. 专业

没有垃圾专业,只有垃圾学生。大学是一种文化与精神凝聚的场所。很多学生学到了皮毛却没有学到内涵。专业不是你能学到什么,而是你有没有学会怎么学到东西。专业的价值在于你能往脑袋里装多少东西。很多学生认为自己分数高就是专业扎实。但是进入单位后,你会发现这个根本没有用!分数高代表你的考试技能高,不代表你的专业扎实。高分不一定低能,也不一定高能。两者没有任何必然联系。

2. 社团

外国大学的社团非常锻炼人,比如组织活动、拉赞助、协调人际关系,然后还有很多时候要选择项目维持社团运作,几乎类似完整的一个公司模式。中国大学的社团也不是一无是处。你可以学到一些沟通能力,而且社团更像一个微型的社会,你该怎么周旋?你该怎么适应?其间你要学会怎么正视别人的白眼儿,学会怎么调节好自己的利益和别人之间的关系。

3. 技能

(1)硬件

①英语:四级证怎么说呢?算一城市户口,但你怎么在城里活下去还是看你的真本事。口语、写作是重中之重。毕竟金山词霸还能在你翻译的时候帮你一把,可是口语交流你总不能捧个文曲星吧?抱怨的时间多看看剑桥的商务英语,有用,谁看谁知道。

②专业:在企业中,过硬的专业素质是你的立身之本。你有知识才能有发展,就算转行,将来也将有很大的优势。

还是那句话,专业的人不是头脑里有多少知识的人,而是手头工作的专业与自己所学专业不符合的人,能不能很快上手,能不能很快有自己的见解。

（2）软件

① 心态：心平气和地做好手头的工作，你必然会有好结果的。态度决定一切！

② 知识：不是专业。知识涉猎不一定专，但一定要广！多看看其他方面的书，金融、财会、进出口、税务、法律等等，为以后做一些积累，以后的用处会更大！会少交许多学费！

③ 思维：务必培养自己多方面的能力，包括管理能力、亲和力、察言观色能力，公关能力等，要成为综合素质的高手，则前途无量！技术以外的技能才是更重要的本事！从古到今，国内国外，一律如此！

④ 人脉：多交朋友！不要只和你一样的人交往，认为有共同语言，其实更重要的是和其他类型的人交往，了解他们的经历、思维习惯、爱好，学习他们处理问题的模式，了解社会各个角落的现象和问题，这是以后发展的巨大本钱。

⑤ 修身：要学会善于推销自己！不仅要能干，还要能说、能写，善于利用一切机会推销自己，树立自己的品牌形象。要创造条件让别人了解自己，不然老板怎么知道你能干？外面的投资人怎么相信你？

最后的最后，永远别忘记对自己说——我是一名大学生，我终将战胜这些，走向光明未来。

二、挑战大学新生常见问题

1. 初入大学的迷惘

（1）大一新生的困惑　对你来说，可能期待大学生活是辉煌灿烂的一个阶段，渴望令人终身难以忘怀、多姿多彩的校园生活。然而，当大学生活初步被安顿下来，开始了正常的学习生活之后，最初的惊奇与激情逐渐逝去，大学新生要面临的是一段艰难的心理适应期。

案例

"刚上大学时远离了父母，远离了昔日的朋友，我的心底非常迷惘、非常伤感。新同学的陌生更增加了我心底那份化不开的孤独。每天背着书包奔波在校园中，独自品味着生活的白开水。"一位大学新生在接受心理辅导时如是说。

（2）为什么大学新生容易产生适应困难？

① 新环境中知音难觅：与大学里面的新同学接触时，总习惯拿高中时的好友为标准来加以衡量。由于有老朋友的存在，常常会觉得新面孔不太合意。

在高中阶段，上大学几乎是所有高中生最迫切的目标，在这个统一的目标下，找到志同道合的朋友很容易。但是进入大学以后，各人的目标和志向会发生很大的变化，要找到一个在某一方面有共同追求的朋友，就需要较长时间的努力。

② 中心地位的失落：全国各地的同学汇集一堂，相比之下，很多新生会发现自己显得比较平常，成绩比自己更优异的同学比比皆是。

这一突然的变化使一些新生措手不及，无法接受理想自我和现实自我之间的巨大差距，一种失落感便袭上心头。

③ 强烈的自卑感：某些男同学可能会因为身材矮小而自卑，某些女同学可能因长相不佳而自卑；还有一些来自农村或小城镇的同学，与来自大城市的同学相比，往往会觉得自己见识浅薄，没有特长，从而产生自卑感。

2. 环境适应

（1）适应新的校园环境　首先要尽快熟悉校园的"地形"。这样，在办理各种手续、解决各种问题的时候就会比别人更顺利、更节省时间。

其次，在班级中担任一定的工作，也能帮助你尽快适应校园生活。这样与老师、同学接触得越多，掌握的信息越多，锻炼的机会也越多，能力提高很快，自信心也就逐渐建立起来了。

（2）适应校园中的人际环境　你来到大学校园，最有可能面临下面几种情况。

① 多人共享一间宿舍：你们会出现就寝、起床时间的差异，个人卫

生要求、习惯的差异，对物品爱惜程度的差异等等。在宿舍生活，就是一个五湖四海的融合的过程，意味着你们要彼此适应，互相理解、互相包容。

建议在符合学校相关管理制度的基础上，制定一个宿舍公约，这样将便于寝室内所有人更好、更舒适的生活。

② 饮食的差异：食堂的饭菜可能和你家乡的饮食有所差别，你的味蕾、你的胃都要去适应。在外就餐要注意饮食健康。

③ 可支配生活费的差异：面对同学们之间支配金钱能力的差异，要摆正心态，树立简朴生活的观念，做到勤俭节约，合理安排生活费，保证学习的有效进行。并学会自立、自强，学习理财，如有需要可向生源地申请助学贷款、向学校申请国家奖助学金及各类社会助学金等。

(3) 适应校园外的社会环境　离开家乡到异地求学，意味着踏入一个不同的社会环境，怎样搭乘公共汽车、怎样向别人问路、怎样上商店买东西、怎样和小商贩讨价还价都要逐步熟悉。了解适应社会环境都有哪些形式，总的来说，适应社会环境有两种形式：一种是改造社会环境，使环境合乎我们的要求；另一种形式是改造我们自己，去适应环境的要求。无论哪种形式，最后都要达到环境与我们自身的和谐一致。

3. 生活适应

(1) 培养生活自理能力

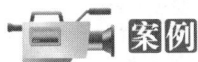

案例

某女大学生在考入理想的大学后，从小城市到大城市，从温暖、充满母爱的小家庭到校园中的大家庭，完全不能适应。她说："洗澡要排队，衣服要自己洗，食堂的饭菜又难以下咽……"为此天天给家里打长途电话诉苦。电话里的哭声让母亲揪心，于是母亲只好请假租房陪女儿读书。

从离不开父母的家庭生活到事事完全自理的大学生活，一切都要从头学起。从某种意义上说，这是一种真正的生活独立性的训练。

(2) 培养良好的生活习惯　生活习惯代表着个人的生活方式。良好的生活习惯不仅能促进个人的身心健康，而且也能对人的未来发展有间接的作用。

① 要合理地安排作息时间，形成良好的作息制度。因为有规律的生活能使大脑和神经系统的兴奋和抑制交替进行，天长日久，能在大脑皮层上形成动力定型，这对促进身心健康是非常有利的。

② 要进行适当的体育锻炼和文娱活动。学习之余参加一些文体活动，不但可以缓解刻板紧张的生活，还可以放松心情、增加生活乐趣，反而有助于提高学习效率。

③ 要保证合理的营养供应，养成良好的饮食习惯。

④ 要改正或防止吸烟、酗酒、沉溺于电子游戏等不良的生活习惯。

(3) 安排好课余时间 大学校园除了日常的教学活动之外，还有各种各样的讲座、讨论会、学术报告、文娱活动、社团活动、公关活动等等。这些活动对于大学新生来说，的确是令人眼花缭乱，对于如何安排课余时间，大学新生常常心中没谱。如果完全按照兴趣，随意性太大，很难有效地利用高校的有利环境和资源。

应该了解自己近期内要达到哪些目标，长远目标是什么，自己最迫切需要的是什么，各种活动对自己发展的意义又有多大等等。然后做出最好的时间安排，并且在执行计划中不断地修正和发展。

丰富的课余生活不只会增添人生乐趣，也有利于建立自信心，增强社会适应能力。

4. 学习适应

(1) 大学新生容易产生学习动机不足的现象 相当一部分大学生身上不同程度地存在着学习动力不足的问题。上大学前后的"动机落差"，自我控制能力差，缺乏远大的理想，没有树立正确的人生观，都是导致大学新生学习动机不足的重要原因。

(2) 适应校园的学习气氛 大学里面的学习气氛是外松内紧的。和中学相比，在大学里很少有人监督你，很少有人主动指导你；这里没有人给你制订具体的学习目标，考试一般不公布分数、不排红榜……

但这里绝不是没有竞争。每个人都在独立地面对学业；每个人都该有自己设定的目标；每个人都在和自己的昨天比，和自己的潜能比，也暗暗地与别人比。

(3) 调整学习方法　进入大学后，以教师为主导的教学模式变成了以学生为主导的自学模式。教师在课堂讲授知识后，学生不仅要消化理解课堂上学习的内容，而且还要大量阅读相关方面的书籍和文献资料，逐渐地从"要我学"向"我要学"转变，不采用题海战术和死记硬背的方法，提倡生动活泼地学习，提倡勤于思考。

可以说，自学能力的高低成为影响学业成绩的最重要因素。从旧的学习方法向新的学习方法过渡，这是每个大学新生都必须经历的过程。

(4) 适应专业学习　对专业课的学习应目标明确具体，主动克服各种学习困难，不断提高学习兴趣；对待公共课，要认识到其实用的价值，努力把对公共课的间接兴趣转化为直接学习兴趣；对选修课的学习，应注意克服仅仅停留在浅层的了解和获知的现象。

(5) 适应学习科目　中学阶段，我们一般只学习十门左右的课程，而且有两年时间都把精力砸到高考科目上了，老师主要讲授一般性的基础知识。而大学三年需要学习的课程在30门左右，每一个学期学习的课程都不相同，内容多，学习任务远比中学重得多。大学一年级主要学习公共课程和专业基础课，大学二年级主要学习专业课和专业技能课程以及选修课，大学三年级重点进行专业实习以及顶岗实习。

(6) 适应自主学习　中学里，经常有老师占用自习课，让同学们非常苦恼，大学里这种情况几乎不存在了。因为大学里课堂讲授相对减少，自学时间大量增加。同时，大学为学生学习提供了非常好的环境，有藏书丰富的图书馆，有设备先进的实验室，有丰富多彩的课外活动及社团活动。

(7) 明确技能要求　在中学时期，学习的内容就是语数外等高考科目，到了大学阶段，我们学习的内容转变技能为主，强调动手能力，加强技能学习与训练。

小贴士

高中和大学的区别——

高中事情父母包办；大学住校凡事要自己解决。

高中有事班主任通知；大学有事要自己看通知。

高中父母是你的守护者；大学在外你是自己的天使。

高中衣来伸手饭来张口；大学要自力更生丰衣足食。

常见品质——

令人喜欢的品质：	中性品质：	令人厌恶的品质：
☆ 热情	◇ 易动情	★ 不可信
☆ 善良	◇ 羞怯	★ 恶毒
☆ 友好	◇ 天真	★ 令人讨厌
☆ 快乐	◇ 好动	★ 不真实
☆ 不自私	◇ 空想	★ 不诚实
☆ 幽默	◇ 追求物欲	★ 冷酷
☆ 负责	◇ 反叛	★ 邪恶
☆ 开朗	◇ 孤独	★ 装假
☆ 信任别人	◇ 依赖别人	★ 说谎

三、新的起点，开启新的人生

成为一名大学生，也掀开了人生新的篇章。在新的环境中，如想更好的生存和发展，需要尽快熟悉和适应这样的生活。同时在新的环境中开始，我们也可以抛弃过去不好的行为和习惯，秉承好的传统，学习新的更有价值和意义的知识、方法和技能。来到同一个大学，大家的起跑线相同，对你来说也是更大的机遇。及早的做好准备，对自己的人生目标做出分析和确定，而且也愿意花最多时间去完成这个你在医药行业里确立的职业生涯目标，这个目标可以体现你的价值、理想和对这种成就有追求动机或兴趣。设定一个明确的、可衡量的、可执行的、有时限的目标至关重要，因为"没有目标的人永远给有目标的人打工"。

在大学生活中，要如何完善自己，开启自己新的人生呢？

1. 制订科学的专业学习计划

通常个人的专业学习计划应当包括以下三方面的内容。

（1）明确的专业学习目标　也就是学生通过专业学习达到预期的结果，在专业基本理论、基本知识和基本技能方面达到的水平，在专业能力方面和实际应用方面达到的目标。

（2）进程表　即学习时间和学习进度安排表，包括二个层次，一是总体学习时间和学习进度安排表，即大学期间如何安排专业学习进程，一般地，大学专业学习进程指导原则是第一年打基础，即学习从事多种职业能力通用的课程和继续学习必需的课程。二是学期进程表，把一个学期的全部时间分成三个部分：学习时间、复习时间、考试时间。分别在三个时间段内制订不同的学习进程表。三是课程进度表，是学生在每门课程中投入的时间和精力的体现。

（3）完成计划的方法和措施　主要指学习方式，学习方式的选择需要考虑的因素：学习基础、学习能力、学习习惯、学科性质、学校能够提供的支持服务、学生能够保证的学习时间等，还要遵循学习心理活动特点和学习规律以及个人的生理规律等。

那么，什么样的专业学习计划才算是科学合理呢？

（1）全面合理　计划中除了有专业学习时间外，还应有学习其他知识的时间。也就是要有合理的知识结构。知识结构是指知识体系在求职者头脑中的内在联系。结构决定着能力，不同的知识结构预示着能否胜任不同性质的工作。随着科学技术的发展，职业发展呈现出智能化、综合化等特点，根据职业发展特点，从业者的知识结构应该更加宽泛、合理。大学生在校学习期间，不仅要掌握本专业知识技能，而且要对相近或相关知识技能进行学习。宽厚的基础知识和必要技能的掌握，才能适应因社会快速发展而对人才要求的不断变化。此外，还应有进行社会工作、为集体服务的时间；有保证休息、娱乐、睡眠的时间。

(2) 长时间短安排　在一个较长的时间内，究竟干些什么，应当有个大致计划。比如，一个学期、一个学年应当有个长计划。

(3) 重点突出　学习时间是有限的，而学习的内容是无限的，所以必须要有重点，要保证重点，兼顾一般。

(4) 脚踏实地　一是知识能力的实际，每个阶段，在计划中要接受消化多少知识?要培养哪些能力?二是指常规学习时间与自由学习时间各有多少？三是"债务"实际，对自己在学习上的"欠债"情况心中有数。四是教学进度的实际，掌握教师教学进度，就可以妥善安排时间，不致于使自己的计划受到"冲击"。

(5) 适时调整　每一个计划执行结束或执行到一个阶段，就应当检查一下效果如何。如果效果不好，就要找找原因，进行必要的调整。检查的内容应包括：计划中规定的任务是否完成，是否按计划去做了，学习效果如何，没有完成计划的原因是什么。通过检查后，再修订专业学习计划，改变不科学、不合理的地方。

(6) 灵活性　计划变成现实，还需要经过一段时间，在这个过程中会遇到许多新问题、新情况，所以计划不要太满、太死、太紧。要留出机动时间，使计划有一定机动性、灵活性。

2. 能力的自我培养

大学生在大学期间应基本上具有工作岗位所要求的能力，这就要求大学生在大学期间注重能力的自我培养。其途径主要有以下几个方面。

(1) 积累知识　知识是能力的基础，勤奋是成功的钥匙。离开知识的积累，能力就成了"无源之水"，而知识的积累要靠勤奋的学习来实现。大学生在校期间，既要掌握已学书本上的知识和技能，也要掌握学习的方法，学会学习，养成自学的习惯，树立终身学习的意识。

(2) 专业实验，勤于实践　实验是理论知识的升华和检验，我们可以通过实验来检验专业的理论知识，也能巩固理论知识，加深理解。而实践是培养和提高能力的重要途径，是检验学生是否学到知识的标准。因此大学生在校期间，既要主动积极参加各种校园文化活动，又要勇于参与一些社会实践活动；既要认真参加社会调查活动，又要热心各种公益活动，既要积极参与校内外相结合的科学研究、科技协作、科技服务活动，参加以校内建设或社会生产建设为主要内容的生产劳动，又要热忱参加教育实习活功，参加学校举办的各种类型的学习班、讲学班等。

（3）发展兴趣　兴趣包括直接兴趣和间接兴趣；直接兴趣是事物本身引起的兴趣；间接兴趣是对能给个体带来愉快或益处的活动结果发生的兴趣，人的意志在其中起着积极的促进作用。大学生应该重点培养对学习的间接兴趣，以提高自身能力为目标鼓励自己学习。

（4）超越自我　作为一名大学生，应当注意发展自己的优势能力，但任何优势能力是不够的，大学生必须对已经具备的能力有所拓展，不管其发展程度如何，这是今后生存的需要，也是发展的需要。

3. 身心素质培养

身体素质和心理素质合称为身心素质。身心素质对大学生成才有着重大影响，因此不断提升身心素质显得尤为重要。大学生心理素质提升的主要途径如下。

（1）科学用脑

① 勤于用脑：大脑用得越勤快，脑功能越发达。讲究最佳用脑时间。研究发现，人的最佳用脑时间存在着很大的差异性，就一天而言，有早晨学习效率最高的百灵鸟型，有黑夜学习效率最高的猫头鹰型，也有最佳学习时间不明显的混合型。

② 劳逸结合：从事脑力劳动的时候，大脑皮层兴奋区的代谢过程就逐步加强，血流量和耗氧量也增加，从而使脑的工作能力逐步提高。如果长时间用大脑，消耗的过程逐步越过恢复过程，就会产生疲劳。疲劳如果持续下去，不仅会使学习和工作效率降低，还会引起神经衰弱等疾病。

③ 多种活动交替进行：人的脑细胞有专门的分工，各司其职。经常轮换脑细胞的兴奋与抑制，可以减轻疲劳，提高效率。

④ 培养良好的生活习惯：节奏性是人脑的基本规律之一，大脑皮层的兴奋与抑制有节奏地交替进行，大脑才能发挥较大效能。要使大脑兴奋

与抑制有节奏，就要养成良好的生活习惯。

(2) 正确认识自己　良好的自我意识要求做到自知、自爱，其具体内涵是自尊、自信、自强、自制。自信、自强的人对自己的动机、目的有明确的了解，对自己的能力能做出比较客观的估价。

(3) 自觉控制和调节情绪　疾病都与情绪有关，长期的思虑忧郁，过度的气愤、苦闷，都可能导致疾病的发生。大学生希望有健康的身心，就必须经常保持乐观的情绪，在学习、生活和工作中有效地驾驭自己的情绪活动，自觉地控制和调节情绪。

(4) 提高克服挫折的能力　正视挫折，战胜或适应挫折。遇到挫折，要冷静分析原因，找出问题的症结，充分发挥主观能动性，想办法战胜它。如果主客观差距太大，虽然经过努力，也无法战胜，就接受它，适应它，或者另辟蹊径，以便再战。要多经受挫折的磨炼。

4. 选择与决策能力的培养

做出明智的选择是一项与每个人的成长、生活息息相关的基本生存技能，我们的每一个决定，都会影响我们的职业生涯发展。在我们的一生中，需要花费无数的时间与精力来选择或做出决定，小到选乘公交车，大到求学、择业，还有恋爱与婚姻……的确，成功与幸福很大程度上取决于我们在"十字路口"上的某个决定。如果能够具备良好的选择和决策能力，那我们在职业发展的道路上会比别人少浪费很多时间。

5. 学会职业适应与自我塑造

法国哲学家狄德罗曾说过：知道事物应该是什么样，说明你是聪明人；知道事物实际是什么样，说明你是有经验的人；知道如何使事物变得更好，说明你是有才能的人。显然，要想获得职业上的成功，首先是学会适应职业环境，就像大自然中的千年动物，能够随着自然环境的变化而调整、改变自己，避免成为"娇贵"的恐龙！

总而言之，在我们非常宝贵的大学期间，我们应努力培养以下各种技能：自学能力、设备使用操作能力、实验动手能力、应用计算机能力、绘图能力、实验测试能力、技术综合能力、独立工作能力、实验数据分析处理能力、独立思考与创造能力、管理能力、组织管理与社交能力、文字语言表达能力。为了达到以上的目标，我们必须提早动手，对未来的学习有个前瞻性的规划，通过学习计划的设计与按部就班的实施，你的目标终将会逐一实现。

四、医药人，我有我要求

近年来，我国医药行业发展迅速，人才需求旺盛。企业在用人之际反馈出新进员工普遍存在敬业精神及合作态度等方面问题，这也就牵涉到当代医药人职业素养层次的问题。在正式成为医药行业高技能人才之前，请你务必意识到良好的职业素养是今后职业生涯成功与否的基础。

1. 职业素养涵盖的范畴

很多业界人士认为，职业素养至少包含两个重要因素：敬业精神及合作的态度。敬业精神就是在工作中要将自己作为公司的一部分，不管做什么工作一定要做到最好，发挥出实力，对于一些细小的错误一定要及时地更正，敬业不仅仅是吃苦耐劳，更重要的是"用心"去做好公司分配给的每一份工作。态度是职业素养的核心，好的态度比如负责的、积极的、自信的、建设性的、欣赏的、乐于助人等态度是决定成败的关键因素。

职业素养是个很大的概念，是人类在社会活动中需要遵守的行为规范。职业素养中，专业是第一位的，但是除了专业，敬业和道德是必备的，体现到职场上的就是职业素养，体现在生活中的就是个人素质或者道德修养。职业素养在职业过程中表现出来的综合品质，概况来说就是指职业道德、职业思想（意识）、职业行为习惯、职业技能等四个方面。职业素养是一个人职业生涯成败的关键因素，职业素养量化而成"职商"，英文简称CQ。也可以说一生成败看职商。

2. 大学生职业素养的构成

大学生的职业素养可分为显性和隐性两部分（图1-1）。

（1）显性素养　形象、资质、知识、职业行为和职业技能等方面是显性部分。这些可以通过各种学历证书、职业证书来证明，或者通过专业考

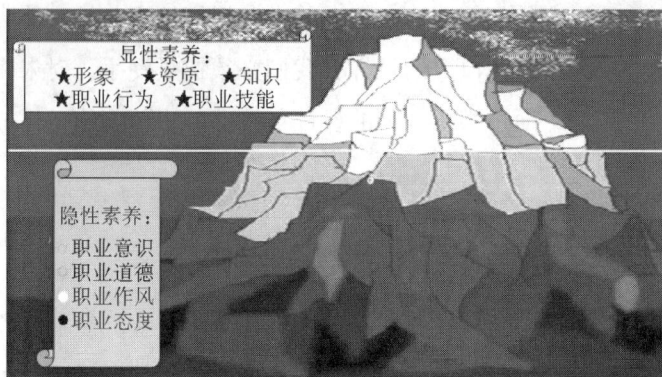

图1-1   "素质冰山"理论中显性素养和隐性素养比例图示

试来验证。

（2）隐性素养   职业意识、职业道德、职业作风和职业态度等方面是隐性的职业素养。"素质冰山"理论认为，个体的素质就像水中漂浮的一座冰山，水上部分的知识、技能仅仅代表表层的特征，不能区分绩效优劣；水下部分的动机、特质、态度、责任心才是决定人行为的关键因素，可鉴别绩效优秀者和一般者。大学生的职业素养也可以看成是一座冰山：冰山浮在水面以上的只有1/8是人们看得见的、显性的职业素养；而冰山隐藏在水面以下的部分占整体的7/8是人们看不见的、隐性的职业素养。显性职业素养和隐性职业素养共同构成了所应具备的全部职业素养。由此可见，大部分的职业素养是人们看不见的，但正是这7/8的隐性职业素养决定、支撑着外在的显性职业素养，同时，显性职业素养是隐性职业素养的外在表现。因此，大学生职业素养的培养应该着眼于整座"冰山"，以培养显性职业素养为基础，重点培养隐性职业素养。

3. 大学生应具备的职业素养

为了顺应知识经济时代社会竞争激烈、人际交往频繁、工作压力大等特点的要求，每个大学生应具备以下几种基本的职业素养。

（1）思想道德素质   近年来，用人单位对大学生的思想道德素质越来越重视，他们认为思想道德素质高的学生不仅用起来放心，而且有利于本单位文化的发展和进步。思想是行动的先导，而道德是立身之本，很难想象一个思想道德素质差的人能够在工作中赢得别人充分的信任和良好的合作。毕竟人是社会的人，在企业的工作中更是如此。所以，企业在选拔录用毕业生时，对思想道德素质都会很在意。虽然这种素质很难准确测量，但是人的思想道德素质会体现在人的一言一行中，这也是面试的主要目的之一。

（2）事业心和责任感　事业心是指干一番事业的决心。有事业心的人目光远大、心胸开阔，能克服常人难以克服的困难而成为社会上的佼佼者。责任感就是要求把个人利益同国家和社会的发展紧密联系起来，树立强烈的历史使命感和社会责任感。拥有较强的事业心和责任感的大学生才能与单位同甘共苦、共患难，才能将自己的知识和才能充分发挥出来，从而创造出效益。

（3）职业道德　职业道德体现在每一个具体职业中，任何一个具体职业都有本行业的规范，这些规范的形成是人们对职业活动的客观要求。从业者必须对社会承担必要的职责，遵守职业道德，敬业、勤业。具体来说，就是热爱本职工作，恪尽职守，讲究职业信誉，刻苦钻研本职业务，对技术和专业精益求精。在今天，敬业勤业更具有新的、丰富的内涵和标准。不计较个人得失、全心全意为人民服务、勤奋开拓、求实创新等，都是新时代对大学毕业生职业道德的要求。缺乏职业道德的大学生不可能在工作中尽心尽力，更谈不上有所作为；相反，大学毕业生如果拥有崇高的职业道德，不断努力，那么在任何职业上都会做出贡献，服务社会的同时体现个人价值。

（4）专业基础　随着科学技术的迅速发展，社会化大生产不断壮大，现代职业对从业人员专业基础的要求越来越高，专业化的倾向越来越明显。"万金油"式的人才已经不能满足市场的需求，只有拥有"一专多能"才能在求职过程中取胜。大学毕业生应该拥有宽厚扎实的基础知识和广博精深的专业知识。基础知识、基本理论是知识结构的根基。拥有宽厚扎实的基础知识，才能有持续学习和发展的基础和动力。专业知识是知识结构的核心部分，大学生要对自己所从事专业的知识和技术精益求精，对学科的历史、现状和发展趋势有较深的认识和系统的了解，并善于将其所学的专业和其他相关知识领域紧密联系起来。

（5）学习能力　现代社会科学技术飞速发展，一日千里。只有基础牢，会学习，善于汲取新知识、新经验，不断在各方面完善自己，才能跟上时代的步伐。有研究观点认为，一个大学毕业生在学校获得的知识只占一生工作所需知识的10%，其余需在毕业后的继续学习中不断获取。

（6）人际交往能力　人际交往能力就是与人相处的能力。随着社会分工的日益精细以及个人能力的限制，单打独斗已经很难完成工作任务，人际间的合作与沟通已必不可少。大学毕业生应该积极主动地参与人际交往，做到诚实守信、以诚待人，同时努力培养团队协作精神，这样才能逐步提高自己的人际交往能力。

（7）吃苦精神　用人单位认为近年来所招大学生最缺乏的素质是实干精神。现在的大学生最大的弱点是怕吃苦，缺乏实干的奋斗精神。大凡有所成就的人，无一不是通过艰苦创业而成才的。作为当代大学生，我们应从平时小事做起，努力培养吃苦耐劳的创业精神。

（8）创新精神　现代社会日新月异，我们不能墨守成规。在市场经济条件下，各企业都要参与激烈的市场竞争。用人单位迫切需要大学生运用创新精神和专业知识来帮助他们改造技术，加强企业管理，使产品不断更新和发展，给企业带来新的活力。信息时代是物资极弱的时代，非物资需求成为人类的重要需求，信息网络的全球架构使人类生活的秩序和结构发生根本变化。人才，尤其是信息时代的人才，更需要创新精神。

（9）身体素质　现代社会生活节奏快，工作压力大，没有健康的体魄很难适应。用人单位都希望自己的员工能健康地为单位多做贡献，而不希望看到他们经常请病假。身体有疾病的员工不但会耽误自己的工作，还有可能对单位的其他同事造成影响。用人单位和大学生签订协议书之前，都会要求大学生提交身体检查报告，如果身体不健康，即使其他方面非常优秀，也会被拒之门外。

（10）健康的心理　健康的心理是一个人事业能否取得成功的关键，它是指自我意识的健全，情绪控制的适度，人际关系的和谐和对挫折的承受能力。心理素质好的人能以旺盛的精力、积极乐观的心态处理好各种关系，主动适应环境的变化；心理素质差的人则经常处于忧愁困苦中，不能很好地适应环境，最终影响了工作甚至带来身体上的疾病。大学毕业生在走出校园以后，会遇到更加复杂的人际关系，更为沉重的工作压力，这都需要大学毕业生很好地进行自我调适以适应社会。

总的来说，大学生应具备的职业意识包括：市场意识、创新意识、合作意识、服务意识、法律意识、竞争意识、创业意识。而大学生应具备的职业能力又包括以下几个方面：终身学习能力、人际沟通能力、开发创造能力、协调沟通能力、言语表达能力、组织管理能力、判断决策能力、职场人格魅力、信息处理能力、应变处理能力。

4. 职业素养的自我培养

作为职业素养培养主体的大学生，在大学期间应该学会自我培养。

（1）要培养职业意识。雷恩·吉尔森说："一个人花在影响自己未来命运的工作选择上的精力，竟比花在购买穿了一年就会扔掉的衣服上的心思要少得多，这是一件多么奇怪的事情，尤其是当他未来的幸福和富足要全部依赖于这份工作时。"很多高中毕业生在跨进大学校门之时就认为已经完成了学习任务，可以在大学里尽情地"享受"了。这正是他们在就业时感到压力的根源。清华大学的樊富珉教授认为，中国有69%～80%的大学生对未来职业没有规划、就业时容易感到压力。中国社会调查所最近完成的一项在校大学生心理健康状况调查显示，75%的大学生认为压力主要来源于社会就业。50%的大学生对于自己毕业后的发展前途感到迷茫，没有目标；41.7%的大学生表示目前没考虑太多；只有8.3%的人对自己的未来有明确的目标并且充满信心。培养职业意识就是要对自己的未来有规划。因此，大学期间，每个大学生应明确我是一个什么样的人？我将来想做什么？我能做什么？环境能支持我做什么？着重解决一个问题，就是认识自己的个性特征，包括自己的气质、性格和能力，以及自己的个性倾向，包括兴趣、动机、需要、价值观等。据此来确定自己的个性是否与理想的职业相符；对自己的优势和不足有一个比较客观的认识，结合环境如市场需要、社会资源等确定自己的发展方向和行业选择范围，明确职业发展目标。

（2）配合学校的培养任务，完成知识、技能等显性职业素养的培养。职业行为和职业技能等显性职业素养比较容易通过教育和培训获得。学校的教学及各专业的培养方案是针对社会需要和专业需要所制订的。旨在使学生获得系统化的基础知识及专业知识，加强学生对专业的认知和知识的运用，并使学生获得学习能力、培养学习习惯。因此，大学生应该积极配合学校的培养计划，认真完成学习任务，尽可能利用学校的教育资源，包括教师、图书馆等获得知识和技能，作为将来职业需要的储备。

（3）有意识地培养职业道德、职业态度、职业作风等方面的隐性素养。隐性职业素养是大学生职业素养的核心内容。核心职业素养体现在很多方面，如独立性、责任心、敬业精神、团队意识、职业操守等。事实表明，很多大学生在这些方面存在不足。有记者调查发现，缺乏独立性、会抢风头、不愿下基层吃苦等表现容易断送大学生的前程。如某企业招聘负责人在他所进行的一次招聘中，一位来自上海某名牌大学的女生在中文笔试和外语口试中都很优秀，但被最后一轮面试淘汰。他说："我最后不经意地问她，你可能被安排在大客户经理助理的岗位，但你的户口能否进深圳还需再争取，你愿意么？"结果，她犹豫片刻回答说："先回去和父母商量再决定。"缺乏独立性使她失掉了工作机会。而喜欢抢风头的人被认为没有团队合作精神，用人单位也不喜欢。如今，很多大学生生长在"6+1"的独生子女家庭，因此在独立性、承担责任、与人分享等方面都不够好，相反他们爱出风头、容易受伤。因此，大学生应该有意识地在学校的学习和生活中主动培养独立性、学会分享、感恩、勇于承担责任，不要把错误和责任都归咎于他人。自己摔倒了不能怪路不好，要先检讨自己，承认自己的错误和不足。

大学生职业素养的自我培养应该加强自我修养，在思想、情操、意志、体魄等方面进行自我锻炼。同时，还要培养良好的心理素质，增强应对压力和挫折的能力，善于从逆境中寻找转机。

5. 医药人的职业道德要求

（1）药学科研的职业道德要求

① 忠诚事业，献身药学

② 实事求是，一丝不苟

③ 尊重同仁，团结协作

④ 以德为先，尊重生命

（2）药品生产的职业道德要求

① 保证生产，社会效益与经济效益并重

② 质量第一，自觉遵守规范（GMP）

③ 保护环境，保护药品生产者的健康

④ 规范包装，如实宣传

⑤ 依法促销，诚信推广

（3）药品经营的职业道德要求

① 药品批发的道德要求

ⅰ 规范采购，维护质量

ⅱ 热情周到，服务客户

② 药品零售的道德要求

ⅰ 诚实守信，确保销售质量

ⅱ 指导用药，做好药学服务

（4）医院药学工作的职业道德要求

① 合法采购，规范进药

② 精心调剂，热心服务

③ 精益求精，确保质量

④ 维护患者利益，提高生活质量

任务二 高等职业教育,我的选择无怨无悔

一、普通高等教育和高等职业教育

《国家中长期教育改革和发展规划纲要 (2010～2020年)》 (简称《教育规划纲要》), 对高等教育提出了发展规划。基于此, 我们来看一下普通高等教育和高等职业教育。

(一) 普通高等教育

高等教育承担着培养高级专门人才、发展科学技术文化、促进社会主义现代化建设的重大任务。到2020年, 高等教育结构更加合理, 特色更加鲜明, 人才培养、科学研究和社会服务整体水平全面提升, 着力培养信念执著、品德优良、知识丰富、本领过硬的高素质专门人才和拔尖创新人才。

国家将加快建设一流大学和一流学科。以重点学科建设为基础, 继续实施"985工程"和优势学科创新平台建设, 继续实施"211工程"和启动特色重点学科项目。坚持服务国家目标与鼓励自由探索相结合, 加强基础研究; 以重大现实问题为主攻方向, 加强应用研究。促进高校、科研院所、企业科技教育资源共享, 推动高校创新组织模式, 培育跨学科、跨领域的科研与教学相结合的团队。

普通高等教育五大学历教育是国家教育部最为正规且用人单位最为认可的学历教育, 主要包括全日制普通博士学位研究生、全日制普通硕士学位研究生 (包括学术型硕士和专业硕士)、全日制普通第二学士学位、全日制普通本科、全日制普通专科 (高职)。

(二) 高等职业教育

我国的高等职业技术教育开始于20世纪80年代初, 1995年以后, 特别是1996年6月全国教育工作会议之后, 高等职业技术教育发展迅速。中央和地方也出台了一系列好政策、好措施。教育部批准设置了多所高等职业技术学院, 各地方也成立了具有地方特色的高等职业技术学院, 许多普通

高校也以不同形式设置了职业技术学院，高等职业技术教育的发展出现了大好局面。

国家在《教育规划纲要》中提及要大力发展职业教育。职业教育要面向人人、面向社会，着力培养学生的职业道德、职业技能和就业创业能力。到2020年，形成适应经济发展方式转变和产业结构调整要求、体现终身教育理念、中等和高等职业教育协调发展的现代职业教育体系，满足人民群众接受职业教育的需求，满足经济社会对高素质劳动者和技能型人才的需要。

政府切实履行发展职业教育的职责。把职业教育纳入经济社会发展和产业发展规划，促使职业教育规模、专业设置与经济社会发展需求相适应。统筹中等职业教育与高等职业教育发展。健全多渠道投入机制，加大职业教育投入。

把提高质量作为重点。以服务为宗旨，以就业为导向，推进教育教学改革。实行工学结合、校企合作、顶岗实习的人才培养模式。坚持学校教育与职业培训并举，全日制与非全日制并重。调动行业企业的积极性。

由此来看，高等职业院校既拥有普通高等教育的学历，也享受到国家对高等教育和职业教育的双重投入。身为高等职业院校一名学生的你，不仅将成长为高素质技能型人才服务于企业和社会，也将有机会继续深造提升学历水平，成为本领过硬的高素质专门人才和拔尖创新人才。

（三）高等职业技术教育与普通高等教育比较研究

目前我国正在加紧推进高等教育大众化进程，而加速高等职业教育的发展是实现高等教育大众化的主要途径。高等职业教育和普通高等教育有着许多相同的地方，如共同遵循教育的基本原则，共同追求培养社会主义的德智体美劳全面发展的建设者和接班人的总体目标，共同遵循着政策宏观调控与高校自主办学积极性相结合的原则，共同接受衡量教育教学质量的一个宏观标准。但高等职业教育与普通高等教育又有着明显的区别。

1. 高等职业教育与普通高等教育在人才培养上的区别

（1）源渠道上的区别　目前高职院校的生源来自于三个方面：一是参

加普通高考的学生，二是中等职业技术学院和职业高中对口招生的学生，三是初中毕业的学生；而普通高等教育的生源通常是在校的高中毕业生。

（2）培养目标上的区别　普通高等教育主要培养的是研究型和探索型人才以及设计型人才，而高等职业教育则是主要培养既具有大学程度的专业知识，又具有高级技能，能够进行技术指导并将设计图纸转化为所需实物，能够运用设计理念或管理思想进行现场指挥的技术人才和管理人才。换句话说，高等职业教育培养的是技艺型、操作型的、具有大学文化层次的高级技术人才。同普通高等教育相比，高等职业教育培养出来的学生，毕业后大多数能够直接上岗，一般没有所谓的工作过渡期或适应期，即使有也是非常短的。

（3）与经济发展关系上的区别　随着社会的发展，高等教育与社会经济发展的联系越来越紧密，高等职业教育又是高等教育中同经济发展联系最为密切的一部分。在一定的发展阶段中，高等职业教育学生人数的增长与地区的国民生产总值的变化处于正相关状态，高职教育针对本地区的经济发展和社会需要，培养相关行业的高级职业技术人才，它的规模与发展速度和产业结构的变化，取决于经济发展的速度和产业结构的变化。随着我国经济结构的战略性调整，社会对高等职业教育的发展要求和定位必然以适应社会和经济发展的需求为出发点和落脚点，高等职业教育如何挖掘自身内在的价值，使之更有效地服务于社会是其根本性要求。

（4）专业设置与课程设置上的区别　在专业设置及课程设置上，普通高等教育是根据学科知识体系的内部逻辑来严格设定的，而高等职业教育则是以职业岗位能力需求或能力要素为核心来设计的。就高等职业教育的专业而言，可以说社会上有多少个职业就有多少个专业；就高等职业教育的课程设置而言，也是通过对职业岗位的分析，确定每种职业岗位所需的能力或素质体系，再来确定与之相对应的课程体系。有人形象地说，以系列产品和职业证书来构建课程体系，达到高等职业教育与社会需求的无缝接轨。

（5）培养方式上的区别　普通高等教育以理论教学为主，虽说也有实验、实习等联系实际的环节，但其目的仅仅是为了更好地学习、掌握理论知识，着眼于理论知识的理解与传授。而高等职业教育则是着眼于培养学生的实际岗位所需的动手能力，强调理论与实践并重，教育时刻与训练相结合，因此将技能训练放在了极其重要的位置上，讲究边教边干，边干边学，倡导知识够用为原则，缺什么就补什么，实践教学的比重特别大。这样带来的直接效果是，与普通高等教育相比，高等职业教育所培养的学生，在毕业后所从事的工作同其所受的职业技术教育的专业是对口的，他们有较好的岗位心理准备和技术准备，因而能迅速地适应各种各样的工作要求，为企业或单位带来更大的经济效益。

2. 高等职业教育与普通高等教育在课堂教学评价上的区别

根据高等职业教育与普通高等教育在上述两个方面的明显区别，对二者在课堂教学评价问题上区别就容易得出答案了。从评价内容来看，普通高等教育重点放在教师对基础科学知识的传授之上；高等职业教育则主要放在教师对技术知识与操作技能的传授方面。从评价过程来看，普通高等教育主要围绕教师的教学步骤展开；高等职业教育则主要围绕学生的学习环节来进行。从评价者来看，普通高等教育主要是以学科教师为主；高等职业教育则主要以岗位工作人员为主。从评价方式来看，普通高等教育主要以同行和专家评价为主；高等职业教育则主要以学生评教为主。

(四) 结论

（1）高等职业技术教育和普通高等教育都是高等教育的重要组成部分，二者只有类型的区别，没有层次的区别。因此，高等职业技术教育既是高等教育的一种类型，又是职业技术教育高层次。

（2）高等职业技术教育和普通高等教育在培养目标上有所区别：高等职业技术教育的培养目标是定位于技术型人才的培养；普通高等教育强调培养目标的学术定向性，而高等职业教育强调培养目标的职业定向性。普通高等教育培养的是理论型人才，而高等职业教育培养的是应用型人才。高等职业教育不仅需要学生掌握基本知识和理论，还需要学生提高实践能力。

（3）高等职业技术教育和普通高等教育在培养模式上有所差异：普通高等教育在人才培养模式中强调学科的"重要性"，注重理论基础的"广博性"和专业理论的"精深性"；专业设置体现"学科性"，课程内容注重"理论性"，教学过程突出"研究性"。高等职业技术教育则更为强调职业能力的"重要性"，注重理论基础的"实用性"；专业设置体现"职业性"，课程内容强调"应用性"，教学过程注重"实践性"。

（4）高等职业技术教育和普通高等教育在教学管理上有所不同：普通高等教育在教学管理中更注重稳定性、长效性和学术自主性。相对而言，高等职业技术教育则更强调教学管理的灵活性、应变性、多重协调性和目标导向性。

（5）普通高等教育需要的是基础理论扎实、学术水平高、科研能力强的教师队伍，高等职业教育需要的是既在理论讲解方面过硬，又在技艺和技能方面见长的"双师型"的教师队伍。

（6）高等职业技术教育和普通高等教育在生源、教育特色、实践能力等方面也存在一定差异。

二、我国大力发展高等职业教育

我国高等职业教育担负着培养适应社会需求的生产、管理、服务第一线应用性专门人才的使命，高等职业教育的改革发展对全国实施科教兴国战略和人才强国战略有着极为重要的意义。随着经济体制改革的不断深入和国民经济的快速发展，我国在制造业、服务业等行业的技术应用性人才紧缺的状况越来越突出，它直接影响了生产规模和产品质量，制约了产业的发展，影响了国际竞争力的增强。因此，国家十分强调要"大力发展高等职业教育"。

在过去的10年，我国高职教育规模得到迅猛的发展。独立设置院校数从431所增长到1184所，占普通高校总数的61%；2008年高职教育招生数达到311万人，比1998年增长了6倍，在校生近900万人，对高等教育进入大众化历史阶段发挥了重要的基础性作用。

2006年11月16日，中华人民共和国教育部颁布文件《教育部关于全面提高高等职业教育教学质量的若干意见》(教高〔2006〕16号）明确指出："高等职业教育作为高等教育发展中的一个类型，肩负着培养面向生产、建设、服务和管理第一线需要的高技能人才的使命，在我国加快推进社会主义现代化建设进程中具有不可替代的作用。"同时，开始实施被称为"高职211工程"的"国家示范性高等职业院校建设计划"，力争到2020年中国大陆出现20所文化底蕴丰厚、办学功底扎实、具有核心发展力且被国外高等职业教育界广泛认可的世界著名高职院校；重点建设100所办学特色鲜明、教学质量优良在全国起引领示范作用的高职院校；重点建设1000个技术含量高，社会适应性强，有地方特色和行业优势的品牌专业。截至2008年，中华人民共和国教育部和财政部已经正式遴选出了天津职业大学、成都航空职业技术学院、深圳职业技术学院等100所国家示范性高等职业院校建设单位和8所重点培育院校。自此，我国高等职业教育和高职院校进入了一个前所未有的新的发展历史时期。

《中共中央关于制定国民经济和社会发展第十二个五年规划的建议》中提到"加快教育改革发展。全面贯彻党的教育方针，保障公民依法享有受教育的权利，办好人民满意的教育。按照优先发展、育人为本、改革创新、促进公平、提高质量的要求，深化教育教学改革，推动教育事业科学发展。全面推进素质教育，遵循教育规律和学生身心发展规律，坚持德育为先、能力为重，促进学生德智体美全面发展。积极发展学前教育，巩固提高义务教育质量和水平，加快普及高中阶段教育，大力发展职业教育，全面提高高等教育质量，加快发展继续教育，支持民族教育、特殊教育发展，建设全民学习、终身学习的学习型社会。"

《教育规划纲要》中也提出建立健全政府主导、行业指导、企业参与的办学机制，制定促进校企合作办学法规，推进校企合作制度化。鼓励行业组织、企业举办职业学校，鼓励委托职业学校进行职工培训。制定优惠政策，鼓励企业接收学生实习实训和教师实践，鼓励企业加大对职业教育的投入。

《国务院办公厅关于开展国家教育体制改革试点的通知》也提出改革职业教育办学模式，构建现代职业教育体系，提出了若干试点建设。其中天津分别被列入"建立健全政府主导、行业指导、企业参与的办学体制机制，创新政府、行业及社会各方分担职业教育基础能力建设机制，推进校企合作制度化"的试点城市；"开展中等职业学校专业规范化建设，加强职业学校'双师型'教师队伍建设，探索职业教育集团化办学模式"的试点城市；"探索建立职业教育人才成长'立交桥'，构建现代职业教育体系"的试点城市。

借助国家大力发展高等职业教育的东风，高职院校将优化资源配置、积极探索多样化的办学模式，促进教学改革和课程改革等。高职院校将有更多机会筹建各类实训基地、参与及组织各类职业技能竞赛，实现健全技能型人才培养体系，推动普通教育与职业教育相互沟通，相互借鉴，为学生提供更好的学习平台，提升学生的职业素养，与企业实现零距离接轨，更快的服务于区域经济发展。

三、专业、职业、工种、岗位的内涵

以工学结合为特色、以就业为导向、以服务为宗旨是高等职业院校的办学理念。鉴于此，学生入校以来就要和企业需求紧密结合。在入学之初，我们及早了解专业与职业、工种及岗位之间的联系，将更有利于开展今后的学习。

1. 专业

根据《普通高等学校高职高专教育专业设置管理办法(试行)》，由教育部组织制订的《普通高等学校高职高专教育指导性专业目录》（以下简称《目录》）是国家对高职高专教育进行宏观指导的一项基本文件，是指导高等学校设置和调整专业，教育行政部门进行教育统计和人才预测等工作的重要依据，也可作为社会用人单位选择和接收毕业生的重要参考。

其所列专业是根据高职高专教育的特点，以职业岗位群或行业为主兼顾学科分类的原则进行划分的，体现了职业性与学科性的结合，并兼顾了与本科目录的衔接。专业名称采取了"宽窄并存"的做法，专业内涵体现了多样性与普遍性相结合的特点，同一名称的专业，不同地区不同院校可以且提倡有不同的侧重与特点。《目录》分设农林牧渔、交通运输、生化与药品、资源开发与测绘、材料与能源、土建、水利、制造、电子信息、环保气象与安全、轻纺食品、财经、医药卫生、旅游、公共事业、文化教育、艺术设计传媒、公安、法律等。截止2012年，我国高职高专教育拟招生专业1073种，专业点51378个。

2. 职业

职业是参与社会分工，利用专门的知识和技能，为社会创造物质财富和精神财富，获取合理报酬，作为物质生活来源，并满足精神需求的工作。我国职业分类，根据我国不同部门公布的标准分类，主要有两种类型：

第一种：根据国家统计局、国家标准总局、国务院人口普查办公室1982年3月公布，供第三次全国人口普查使用的《职业分类标准》。该《标准》依据在业人口所从事的工作性质的同一性进行分类，将全国范围内的职业划分为大类、中类、小类三层，即8大类、64中类、301小类。其8个大类的排列顺序是：第一，各类专业、技术人员；第二，国家机关、党群组织、企事业单位的负责人；第三，办事人员和有关人员；第四，商业工作人员；第五，服务性工作人员，第六，农林牧渔劳动者；第七，生产工作、运输工作和部分体力劳动者；第八，不便分类的其他劳动者。在八个大类中，第一、二大类主要是脑力劳动者，第三大类包括部分脑力劳动者和部分体力劳动者，第四、五、六、七大类主要是体力劳动者，第八类是不便分类的其他劳动者。

第二种：国家发展计划委员会、国家经济委员会、国家统计局、国家标准局批准，于1984年发布，并于1985年实施的《国民经济行业分类和代码》。这项标准主要按企业、事业单位、机关团体和个体从业人员所从事的生产或其他社会经济活动的性质的同一性分类，即按其所属行业分类，将国民经济行业划分为门类、大类、中类、小类四级。门类共13个：①

农、林、牧、渔、水利业；②工业；③地质普查和勘探业；④建筑业；⑤交通运输业、邮电通信业；⑥商业、公共饮食业、物资供应和仓储业；⑦房地产管理、公用事业、居民服务和咨询服务业；⑧卫生、体育和社会福利事业；⑨教育、文化艺术和广播电视业；⑩科学研究和综合技术服务业；⑪金融、保险业；⑫国家机关、党政机关和社会团体；⑬其他行业。这两种分类方法符合我国国情，简明扼要，具有实用性，也符合我国的职业现状。

(1) 职业资格 职业资格是对从事某一职业所必备的学识、技术和能力的基本要求。

职业资格包括从业资格和执业资格。从业资格是指从事某一专业（职业）学识、技术和能力的起点标准。执业资格是指政府对某些责任较大，社会通用性强，关系公共利益的专业（职业）实行准入控制，是依法独立开业或从事某一特定专业（职业）学识、技术和能力的必备标准。

(2) 职业证书 职业资格证书是劳动就业制度的一项重要内容，也是一种特殊形式的国家考试制度。它是指按照国家制定的职业技能标准或任职资格条件，通过政府认定的考核鉴定机构，对劳动者的技能水平或职业资格进行客观公正、科学规范的评价和鉴定，对合格者授予相应的国家职业资格证书。

《劳动法》第八章第六十九条规定：国家确定职业分类，对规定的职业制定职业技能标准，实行职业资格证书制度，由经过政府批准的考核鉴定机构负责对劳动者实施职业技能考核鉴定。

《职业教育法》第一章第八条明确指出：实施职业教育应当根据实际需要，同国家制定的职业分类和职业等级标准相适应，实行学历文凭、培训证书和职业资格证书制度。

这些法律条款确定了国家推行职业资格证书制度和开展职业技能鉴定的法律依据。

(3) 职业资格等级证书等级 我国职业资格证书分为五个等级：初级工（五级）、中级工（四级）、高级工（三级）、技师（二级）和高级技师

（一级）。

3. 工种

工种是根据劳动管理的需要，按照生产劳动的性质、工艺技术的特征、或者服务活动的特点而划分的工作种类。

目前大多数工种是以企业的专业分工和劳动组织的基本状况为依据，从企业生产技术和劳动管理的普遍水平出发，为适应合理组织劳动分工的需要，根据工作岗位的稳定程度和工作量的饱满程度，结合技术发展和劳动组织改善等方面的因素进行划分的。

例如，医药特有工种职业（工种）目录涉及化学合成制药工工种47种、生化药品制造工的生化药品提取工、发酵工程制药工微生物发酵工等6种、药物制剂工工种31种、药物检验工工种7种、实验动物饲养工药理实验动物饲养工、医药商品储运员（含医疗器械）工种5种、淀粉葡萄糖制造工工种12种。

4. 岗位

岗位，是组织为完成某项任务而确立的，由工种、职务、职称和等级内容组成。岗位职责指一个岗位所要求的需要去完成的工作内容以及应当承担的责任范围。

药事管理涉及药品注册、研究开发、生产、经营、流通、使用、价格、广告等方面，意味着在相应方面均有基层工作和管理、监督检查人员。每一环节均有其对应的岗位及岗位职责。

总体来看，选择学习了哪一专业，就意味着今后进入哪一行业，从事何种职业的机会更大一些。要积极面对专业课程的学习，同时寻求拓展专业知识的机会，有条件的基础上，可以自学其他专业的课程，增加自己的职场竞争力。

四、高等职业教育实行"双证书"制度

所谓双证书制，是指高职院校毕业生在完成专业学历教育获得毕业文凭的同时，必须参与其专业相衔接的国家就业准入资格考试并获得相应的

职业资格证书。即高等职业院校的毕业生应取得学历和技术等级或职业资格两种证书的制度。

高职学历证书与职业资格证书既有紧密联系，又有明显区别。高职学历教育与职业资格证书制度的根本方向和主要目的具有一致性，都是为了促进从业人员职业能力的提高，有效地促进有劳动能力的公民实现就业和再就业，二者都以职业活动的需要作为基本依据。但是，二者又不能相互等同、相互取代。职业资格标准的确定仅以社会职业需要为依据，是关于"事"的标准，主要是为了维护用人单位的利益和社会公共利益。学历教育与职业资格的考核方式也存在明显不同。职业资格鉴定只是一种终结性的考核评价，而学历教育既注重毕业时和课程结束时的终结性考核评价，更注重学习过程中的发展性评价。为了达到教育目标，学历教育可以采用标准参照，也可以采用常模参照，而职业资格鉴定仅采用标准参照。此外，职业资格鉴定要规定从业者的工作经历，而毕业证书的发放则要规定学习者的学习经历。

双证书制度是在高等职业教育改革形势下应运而生的一种新的制度设计，是对传统高职教育的规范和调整。实行双证书制度是国家教育法规的要求，是人才市场的要求，也是高等职业教育自身的特性和社会的需要。

1. 实行双证书制度是国家教育法规的要求

几年来国家在许多法规和政策性文件中提出了实行双证书制度的要求。1996年颁布的《中华人民共和国职业教育法》规定"实施职业教育应当根据实际需要，同国家制定的职业分类和职业等级标准相适应，实行学历证书、培训证书和职业资格证书制度。"并明确"学历证书、培训证书按照国家有关规定，作为职业学校、职业培训机构的毕业生、结业生从业的凭证。"1998年国家教委、国家经贸委、劳动部《关于实施〈职业教育法〉加快发展职业教育的若干意见》中详细说明："要逐步推行学历证书或培训证书和职业资格证书两种证书制度。接受职业学校教育的学生，经所在学校考试合格，按照国家有关规定，发给学历证书；接受职业培训的学生，经所在职业培训机构或职业学校考核合格，按照国家有关规定，发给培训证书。对职业学校或职业培训机构的毕(结)业生，要按照国家制定的职业分类和职业等级、职业技能标准，开展职业技能考核鉴定，考核合格的，按照国家有关规定，发给职业资格证书。学历证书、培训证书和职业资格证书作为从事相应职业的凭证。"《教育规划纲要》提到要增强职业教育吸引力，完善职业教育支持政策。积极推进学历证书和职业资格证书"双证书"制度，推进职业学校专业课程内容和职业标准相衔接。完善就业准入制度，执行"先培训、后就业"、"先培训、后上岗"的规定。

以上这些，为实行双证书制度提供了法律依据和政策保证。

2. 实行双证书制度是社会人才市场的要求

随着社会主义市场经济的发展，社会人才市场对从业人员素质的要求越来越高，特别是对高级实用型人才的需求更讲究"适用"、"效率"和"效益"，要求应职人员职业能力强，上岗快。这就要求高等职业院校的毕业生，在校期间就要完成上岗前的职业训练，具有独立从事某种职业岗位工作的职业能力。双证书制度正是为此目的而探索的教育模式，职业资格证书是高职毕业生职业能力的证明，谁持有的职业资格证书多，谁的从业选择性就大，就业机会就多。

3. 实行双证书制度是高职教育自身的特性

高等职业教育是培养面向基层生产、服务和管理第一线的高级实用型人才。双证书是实用型人才的知识、技能、能力和素质的体现和证明，特别是技术等级证书或职业资格证书是高等职业院校毕业生能够直接从事某种职业岗位的凭证。因此，实行双证书制度是高等职业教育自身的特性和实现培养目标的要求。

高等职业教育实行"双证书"制度主旨在于提高高职院校学生的就业竞争力，确保学生毕业后能够学有所有，大力服务于企业发展及社会主义经济建设。

五、高职毕业生，职场上的香饽饽

1. 全国就业整体形势

《国务院关于批转促进就业规划（2011～2015年）的通知》中对"十二五"时期面临的就业形势做出明确阐述："十二五"时期，我国就业形势将更加复杂，就业总量压力将继续加大，劳动者技能与岗位需求不相适应、劳动力供给与企业用工需求不相匹配的结构性矛盾将更加突出，就业任务更加繁重。

2. 政策措施

（1）促进以创业带动就业　健全创业培训体系，鼓励高等和中等职业学校开设创业培训课程。健全创业服务体系，为创业者提供项目信息、政策咨询、开业指导、融资服务、人力资源服务、跟踪扶持，鼓励有条件的地方建设一批示范性的创业孵化基地。

（2）统筹做好城乡、重点群体就业工作　其中就明确要切实做好高校毕业生和其他青年群体的就业工作。

一方面继续把高校毕业生就业放在就业工作的首位，积极拓展高校毕业生就业领域，鼓励中小企业吸纳高校毕业生就业。鼓励引导高校毕业生面向城乡基层、中西部地区，以及民族地区、贫困地区和艰苦边远地区就业，落实各项扶持政策。

另一方面，鼓励高校毕业生自主创业、支持高校毕业生参加就业见习和职业培训。

3. 大力培养急需紧缺人才

"十二五规划"提出教育和人才工作发展任务创新驱动实施科教兴国和人才强国战略。其中提到促进各类人才队伍协调发展。涉及到要大力开发装备制造、生物技术、新材料、航空航天、国际商务、能源资源、农业科技等经济领域和教育、文化、政法、医药卫生等社会领域急需紧缺专门人才，统筹推进党政、企业经营管理、专业技术、高技能、农村实用、社会工作等各类人才队伍建设，实现人才数量充足、结构合理、整体素质和创新能力显著提升，满足经济社会发展对人才的多样化需求。

4. 高职生就业现状

在政策扶持下，高职高专院校就业率连年攀升。经过多年的发展，秉持着以就业为导向的办学目标，目前国内不少高职高专院校终于百炼成钢，摸准了市场的脉搏，按照市场需求培养的学生就成了就业市场上的"香饽饽"。

高职院校就业率高的主要原因在于培养的人才"适销对路"，职业能力强、专业对口人才紧缺、订单式培养是高职毕业生就业率走高的根本原因。各高职学院积极地与企业合作，根据市场需求进行课程开发；通过校企合作，企业把车间搬到学院，或者学生到企业以场中校的形式，把学生的实践环节做足做实，真正的与就业零距离接触。再者现在越来越多的用人单位讲究人才的优化配置，做到人岗匹配，对某些岗位来说，录用高职生比录用本科生可以花费更少的薪酬及培训成本，却能获得更好的用人效果。

很多高职学生通过在校期间参加各类实训、工学交替、订单培养班及技能大赛等，练就了一身本领，拿到了相关的职业资格证书，掌握了企业急需的专业技能，这些磨砺使企业看到了他们的价值，帮助他们确立了在企业中的工作岗位，有些甚至成为用人单位后备人才培养对象。

社会经济发展趋势及企业对技能型人才的需求越旺盛，高职毕业生的优势就越来越凸现，有些高职毕业生还没有毕业就被用人单位提前预订一空，有些在学期间就能拿着比不少本科毕业生还要高的薪水。

当然，高职毕业生不应满足于眼前的高就业率，更应为个人今后长期的职业发展，做出更好的规划，要不断的提升个人学历层次或是提升技能水平，以满足不断变化的市场需求，长期处于优势地位。

模块二 学技能，就业有实力

任务一 学技能，三年早知道

同学们，当你选择了中药专业作为大学期间学习的专业目标后，可能还会有些疑问：中药专业主要学习的知识与技能有哪些？学了这个专业将来我能干什么？

好，请跟我来。下面的内容会对你所有帮助，希望经过我们的介绍能够激发大家的求知热情与学习兴趣，使你对自己的未来之路更加明确和积极。相信有你明确的奋斗目标和积极努力的态度，你会在竞争中脱颖而出，让自己这块待雕琢的璞玉散发灼灼的光辉！

一、中药专业概况

中药专业是在充分发挥天津生物工程职业技术院的药学类专业特色及依托天津市医药行业优势的基础上建立起来的，我们在办学指导思想上坚持立足天津的生物医药行业，主动服务企业适应行业需求，与同类院校相比具有突出中药材及中药饮片鉴别技能，着重培养学生中药调剂技术、中成药应用技能等职业特点。在由行业专家、企业生产服务一线技术骨干、教育管理的专业人士和教师组成的专业建设指导委员会的指导下，通过社会需求、工作岗位能力等专业调研活动，明确界定了中药专业面向的具体工作岗位是中药调剂与中药采购销售岗位。

1. 专业培养目标

中药专业培养的是有良好职业素养和敬业精神，掌握中药专业所必备的基础理论知识和基本技能，具备中药鉴别、中药调剂、用药指导、中药保管、中药商品购销与服务的能力，可以从事中药饮片购销、中药饮片调配，中成药配方，临方制剂配制，中药鉴别、验收、保管、养护、购销，以及中药学服务工作的高素质技能型专门人才。

2. 人才培养规格

（1）基本素质

①职业道德素质：具有良好的医药职业道德修养，具有诚实守信、依法从业的观念；对本岗工作认真负责、爱岗敬业，具有主动服务意识和团队协作精神。

②身体心理素质：身体、心理健康，具备心理健康的基本知识和良好的意志品质，有一定的自我心理调整能力，对胜利和成功有自制力，对挫折和失败有承受力。无传染病和精神病。

③政治思想素质：坚持党的基本路线、树立科学的世界观、人生观、价值观、遵纪守法，有良好的道德品质和法制观念，事业心、责任心强。

④科学文化素质：有科学的认知理念与认知方法和实事求是勇于实践的工作作风；自强、自立、自爱；有正确的审美观，言谈举止及衣着修饰等符合自己的性别、年龄、职业、身份；有较高的文化修养。

（2）知识技能要求

①具有本专业所必需的人文、自然科学知识和公共英语知识。

②具有计算机应用的基本知识和计算机应用技能。

③具有本专业所必需的化学基础知识与中药化学应用技能。

④具有药事管理的法规、政策与营销的基本知识。

⑤具有中医基础的基本知识与常见疾病中医诊断的基本技能。

⑥具有中药材、中药饮片识别的基本知识和技能。

⑦具有中药材、中成药质量鉴定分析的基本知识和技能。

⑧具有中药炮制的基本知识与技能、中药制剂制备的基本知识。

⑨具有中成药的基本知识和中成药应用的技能。

⑩具有中药调剂基本知识和技能。

⑪具有现代中药营销的基本知识和基本技能。

⑫具有与本专业相关的中药学服务与指导知识。

（3）就业岗位要求

①具备良好心理素质及健康的体质和人际沟通能力。

②具备良好的医药职业道德。

③具有专业岗位工作需要的语言及文字表达能力。

④具有中药鉴别与应用能力。

⑤具有中药处方调剂的工作能力。

⑥具有临床指导用药与一般中药学服务的能力。

⑦具有中药采购的工作能力。

⑧具有中药质量监测与控制能力。

⑨具备现代中药营销的能力。

⑩药品经营管理、仓储、检验的知识和能力。

⑪具有能利用本专业理论和技能解决岗位的技术问题。

3. 职业资格证书

本专业实行学历证书与职业资格证书并重的"双证书"制度，强化学生职业能力的培养，依照国家职业分类标准，要求学生获得对其就业有实际帮助的职业资格证书（中级/高级）。学生应至少获得其中一种职业资格证书，方能毕业。具体工种可参见表2-1。

表2-1 中药专业职业资格证书一览表

职业资格证书名称	等级要求
中药调剂员	中级／高级
中药购销员	中级／高级

本专业在教学过程中将岗位技能培训与考核的内容融于日常的教学中，第五、六学期分别进行中、高级工的考核。理论知识考试采用闭卷笔

试或口试方式，技能操作考核采用现场实际操作方式；顶岗实习报告（论文）采用审评方式。考试成绩均实行百分制，成绩达60分为合格。证书由国家社会和劳动保障部颁发。

二、岗位能力分析与课程体系

中药专业的课程体系是以中药技能应用和医药职业素质培养为主线，根据职业岗位（群）任职要求，以中药经营企业、医院中药房对中药人才的需求为基础，参照国家中药调剂员、中药购销员的职业资格标准，以完成工作任务所需的知识、技能与素质为要素，将岗位工作任务与国家职业资格标准进行序化、整合，形成与岗位工作对接的课程体系，确定专业核心基础和专业核心技术课程，通过理论学习和实际操作训练，使学生掌握必备的中医药专业知识和中药专业技术以适应岗位工作，并具有接受继续教育、可持续发展的能力。

1. 岗位能力分析

表2-2 中药专业岗位工作任务分析表（药店、医院药房工作方向）

工作项目	工作任务	主要职业功能
1. 药品库房（中药）	1-1库房常规管理	中药鉴别 中药保管 中药养护
	1-2编制中药材、饮片采购计划	
	1-3编制中成药采购计划	
	1-4首营企业审核	
	1-5中药材、饮验收	
	1-6中成药验收	
	1-7中药材及饮片的保管养护	
	1-8中成药的保管养护	
	1-9进销账目管理	

续表

工作项目	工作任务	主要职业功能
2．中药饮片处方调配	2-1收方审方	中药调剂 用药指导 销售与服务
	2-2计价	
	2-3处方调配	
	2-4复核	
	2-5包装	
	2-6发药及用药指导	
	2-7贵重饮片、毒麻药品调配与保管	
	2-8查斗、装斗	
3．中成药处方调配	3-1收方审方	中成药应用 用药指导 公关与销售服务
	3-2处方药销售	
	3-3复核	
	3-4双轨制处方药销售	
	3-5医保药品销售	
	3-6中成药问病荐药（OTC）	
	3-7发药及用药指导	
	3-8中成药陈列摆放	
4．中药煎药室	4-1煎药室管理	中药调剂
	4-2领药	
	4-3煎药	
	4—4药剂送回	
	4-5清场	

2. 人才培养模式

中药专业的设置与发展，始终紧密跟踪天津经济发展与医药产业结构调整，建立了由行业专家、企业生产服务一线技术骨干、教育管理的专业人士和专业教师组成的专业建设指导委员会，从专业建设、教学改革、实践教学、顶岗实习等多方面进行指导。本专业凭借学院与行业企业深厚的合作关系，与一批有行业影响力的企业紧密合作，校企共建中药专业，坚持育人为本，德育为先，根据市场人才需求及专业动向，着力把工学结合作为人才培养模式改革的重要切入点，完善"校企对接，工学交替"的"双主体"人才培养模式。

校企共建"双主体"人才培养模式的内涵，是实行由校企双方共同组成的理事会领导下的专业负责人制，校企双方各选派高层组成理事会，各派专业负责人共建专业，企业全面参与人才培养的全过程，在人才需求分析、专业设置优化、人才培养方案制定、课程开发、教材编写、教学资源建设、双师结构教学团队和实训基地建设、课程的讲授与实训等教学任务的完成及课程考核、教学质量评价、学生技能竞赛、就业指导等过程，都全程参与并充分发挥各自的优势。在人才培养过程中，学生分阶段在一体化教室（学校）和实训室（企业）两个学习场所交互学习，课程学习和企业校外实训交替轮换进行，将职业素养教育贯穿始终，并在校外实训中充分践行，从而促进学生的职业能力和职业素质不断提升。培养具有产品研发实验辅助相关知识和岗位能力的高端技能型专门人才。这种"双主体"的人才培养模式，培养的是一批高技能型人才，解决的是一批企业高技能人才的需求，并努力实现专业设置与职业岗位（群）、课程标准与职业标准、教学过程与生产过程、学历证书与职业资格证书、职业教育与终身教育、校园文化与企业文化的有机衔接。

3. 课程体系

中药专业的课程体系设置是依据生物医药发展和医疗卫生事业发展的要求而制定，同时充分展现中医药传统的特色和现代中药产业发展趋势，以职业岗位工作过程中核心能力为主要培养目标，结合国家中药调剂员和中药购销员的职业资格标准具体设置课程。以高素质技能型中药专门人才的培养为目标，综合考虑学生基本素质与可持续发展能力培养，体现职业岗位群的任职要求、紧贴行业或产业领域的最新发展变化，特别注重将职业素养培养贯穿于教学过程的始终。岗位能力与课程设置见表2-3、表2-4。

表2—3　岗位能力与课程设置

岗位核心能力	与岗位能力对接的核心课程	综合实训课程	专业拓展课程
中医的基本特点，基本理论在诊断治疗中的应用； 常见病治疗知识	1.中医基础及诊断	中药调剂工作岗位综合实训	医药商品知识 保健食品应用
中药的功能应用及用药指导	2.中药基础		
中成药的功效主治； 中成药的应用及用药指导	3.中成药应用技术		
中药、中成药购进、销售； 中药业务管理； 公关礼仪活动与商业服务	4.药品销售与服务		
中药材、中药饮片识别	5.中药识别技术		
中药饮片、中成药的外观、杂质、重量、成分含量检查、品质规格	6.中药检测技术		
中药商品进出库管理； 分类储存； 毒麻药品保管； 中药商品的养护	7.中药保管与养护技术	中药购销工作岗位综合实训	中药制剂技术
收方审方、计价、饮片调配、复核、包装、查装药斗； 中药饮片临方炮制； 中药煎药机的使用及维护	8.中药调剂技术		

表2—4　课程体系结构表

类型	序号	相关课程	备注
公共基础课程	1	入学教育	参照教育部有关文件及学院的要求执行
	2	英语	
	3	计算机应用基础	
	4	体育与健康	
	5	思想道德修养与法律基础	
	6	毛泽东思想与中国特色社会主义体系概论	
	7	形势与政策	
	8	医药行业职业道德与就业指导	
	9	医药行业社会实践	
	10	医药行业安全规范	
	11	医药行业卫生学基础	
	12	医药行业法律与法规	
专业基础课程	13	中医基础	根据实际情况，部分课程可在企业完成
	14	中药基础	
	15	中药检测基础化学	
	16	常见疾病诊断	
	17	中药检测技术	
	18	药品销售与服务	
	19	中药炮制技术	
	20	中成药应用技术	
专业核心课程	21	中药识别技术	
	22	中药调剂技术	
	23	中药保管与养护技术	
选修课程	24	大学生礼仪	根据实际情况，部分课程可在校内外实训基地完成
	25	艺术欣赏	
	26	应用文写作	
	27	医药商品应用技术	
	28	保健食品应用	
	29	中药药理与应用	
	30	中药化学应用技术	
	31	中药制剂技术（一）	
	32	中药制剂技术（二）	
技能训练课程	33	中药调剂岗位综合实训	在校内外实训基地及企业内完成
	34	中药购销岗位综合实训	
	35	顶岗实习	

三、学期安排、课程学习与技能提高

1. 学期安排

（1）第一、二学期　新生入学后首先到我们的校内外实训基地进行参观，进行初步职业认知和职业素养教育。第一、二学期完成学院公共基础课程和行业公共基础课程和中药专业的专业核心基础课程的学习。在实训室及校内实训基地完成行业公共基础课程和专业基础课程的技能训练，采用"教、学、做"一体化教学形式，完成公共基础模块的教学。

基础课程以"必需、够用"为度，以基本技能培养为目的，分为学院公共基础课、行业公共基础课和专业基础课，使学生具备较强学习能力和接受新技术的能力。

第一学年的课程主要集中在公共基础模块，分为学院公共基础课程和行业公共基础课程。

学院公共基础课程主要有：大学生心理健康、毛泽东思想和中国特色社会主义理论体系概论、英语、计算机基础、体育、医药行业职业道德与就业指导、医药行业社会实践等课程。学院公共基础课程的设置主要是使学生掌握大学生具有的基本能力和职业素养。

行业公共基础课程主要有：医药行业安全规范、医药行业卫生学基础、医药行业法律与法规。通过这些课程的学习，应掌握进入本行业应该具备的基本职业知识、能力和职业素养。

专业基础课程在第一学期会开设中医基础，第二学期会开设中药基础、中药检测基础化学课程。

（2）第三、四学期　完成专业技术模块的学习，采用校内实训与校外实训相结合、校内一体化教室和校外企业实验室相结合、校外实训和校内学做一体分阶段交替进行的方式，完成中药饮片处方调配、中成药调配应用、中药验收与检验、中药养护保管等岗位职业能力的培养。

第三、四学期完成的专业核心基础课程如中药基础、常见疾病诊断、中药检测技术、中成药应用技术、中药炮制技术、药品销售与服务等课程

的基础知识学习和技能训练。在专业核心技能课程方面要完成中药识别技术、中药调剂技术、中药保管与养护技术的知识学习和技能训练。专业核心技能课程全部设计为纯实践教学课程，着力突出对学生的职业技能培养。

（3）第五、六学期　第五学期进行中药调剂岗位综合实训、中药购销岗位综合实训两门职业岗位综合实训课程，课程标准采用国家职业资格标准规定的相应内容。以达到职业资格证书高级工的要求为标准，教学方式采用工学交替形式，教学地点在校内、校外实训基地进行。由企业兼职教师与校内专任教师共同完成教学与考核任务，学生在教师指导下进行岗位实战，强化学生职业能力训练、分析解决实际问题的能力、掌握行业标准的能力等综合能力，培养学生诚信、质量、安全等职业素养。本阶段要求学生取得中药调剂员和（或）中药购销员中级工职业资格证书。

第六学期进入企业进行顶岗实习，在真实职业环境中，注重专业技能的拓展、职业习惯的养成和企业文化的了解，使学生的综合素质更加贴近工作岗位的要求。企业指定经验丰富的技术人员进行现场指导，成立校企顶岗实习组织和管理机构，完善顶岗实习管理办法，明确管理的分工与职责。本阶段要求学生取得中药调剂员和（或）中药购销员高级工职业资格证书。

2. 主要课程简介

（1）行业公共基础课

①医药行业安全规范：本课程教学内容包括医药行业防火防爆防毒安全生产管理、医药行业电气安全管理和医药行业职工健康保护三方面的知识。通过本教材的学习，学生可以提高安全生产的意识，并具备一定的安全防护和急救技能。

②医药行业卫生学基础：本课程教学内容包括微生物基础知识、药品生产过程中卫生管理知识和要求、药品制造车间的洁净区作业知识以及医药行业常用的消毒灭菌技术。通过本课程的学习，使学生掌握GMP对制药卫生的具体要求和基本技能，并具备药品生产企业的生产和卫生管理等能

力；使学生具备运用消毒和灭菌技术对制药环境、车间、工艺、个人卫生进行管理的能力；培养学生养成遵纪守法、善于与人沟通合作、求实敬业的良好职业素质。

③医药行业法律与法规：本课程面向全院各专业，采用宽基础、活模块的形式，教学内容包括基础项目和选学项目，通过本课程基础项目的学习使学生了解我国药事管理的体制和基本知识，同时使学生了解我国医药行业的各类法律法规，并重点了解《药品生产质量管理规范》（GMP），《中药材生产质量管理规范》（GAP）、《药物非临床研究质量管理规范》（GLP）、《药品经营质量管理规范》（GSP）。学生可根据专业需要选择相应的选学项目进行学习，有针对性地对GMP、GLP、GSP进行系统的学习，为从事医药行业的各项药事工作奠定基础。

④医药行业职业道德与就业指导：本课程教学内容包括医药行业企业认知、职业道德基本规范、医药行业职业道德规范及修养、职业生涯规划设计、中外大学生职业生涯规划对比、树立正确的就业观、求职准备、就业有关制度法律等内容。通过认知医药行业企业的特点、强化医药行业职业道德规范的重要性，正确教育和引导学生职业生涯发展的自主意识，树立正确的择业观、就业观，促使大学生理性地规划自身未来，促进学生知识、能力、人格协调发展，达到学会做人、学会做事，把不断实现自身价值，与为国家和社会做出贡献统一起来。

⑤医药行业社会实践：本课程教学内容包括大学生社会实践概论、大学生社会实践类型及组织、大学生社会实践设计、大学生社会实践的常识和方法、大学生社会实践常用之书五个项目，为突出学生实践技能的培养与锻炼，每个项目都安排了实际演练题目，使大学生不仅掌握实践理论知识，更懂得如何将理论付诸实践。

大学生参加社会实践活动能够促进他们对社会的了解，提高自身对经济和社会发展现状的认识，实现书本知识和实践知识的更好结合，帮助其树立正确的世界观、人生观和价值观。也对未来能在所任职的岗位上发挥才智具有重大推动作用。为此，在学生未正式走上工作岗位之前，对学生进行社会实践教育是非常重要的。

（2）专业技术课程与技能训练课程

①中药检测基础化学：中药检测基础化学是中药专业的专业基础课程，通过本课程学习使学生掌握基础化学及中药化学的基本概念和基本理论，掌握定量分析的基本操作技能，正确进行分析结果的数据处理和计算。学会使用化学基本仪器和分析仪器的操作技术。为后续课程中药化学应用技术等的学习提供必要的知识和技能，为学生达到中药调剂员、中药购销员《国家职业标准》中规定的职业技能做好基础知识的储备。

②中医基础：中医基础是中药专业的专业基础课程，也是中药行业的从业人员必备的基本技能之一。本课程的教学任务要求学生通过学习中医基础理论中的阴阳五行、藏象、气血津液、经络、病因与发病、病机、病证、防治原则等内容，掌握中医的基本特点及中医理论在对常见疾病的中医诊断基础，为后续课常见疾病诊断、中药基础、中成药应用技术的学习做好知识与技能的准备，从而使学生达到中药调剂员、中药购销员《国家职业标准》中规定的中成药应用与中成药销售的职业技能要求。

③常见疾病诊断：常见疾病诊断是中药专业的专业基础课程，是中药行业的从业人员必备的基本技能之一。本课程的教学任务要求通过学习中医诊断的基本知识及西医诊断的基本知识，使学生具备内、外、妇儿、五官科、老年病等常见疾病的判断能力。为后续课常中成药应用技术、医药商品应用的学习做好知识与技能的准备，从而使学生达到中药调剂员、中药购销员《国家职业标准》中规定的中成药应用、中成药销售、用药指导与药学服务的职业技能要求。

④中药基础：中药基础是中药专业的专业核心课程，是中药行业的从业人员必备的基本技能，本课程的教学任务要求学生掌握中药的四气、五味、升降浮沉、归经、配伍、配伍禁忌等中药学基本理论，能够识别180种常用中药饮片，掌握180种常用中药的分类、功效和基本用法。为进一步学习中药调剂技术、药学服务技术做好知识与技能的准备，使学生达到中药调剂员、中药购销员《国家职业标准》中规定五级（初级工）的职业

技能要求。

⑤中药检测技术：中药检测技术是中药专业的专业核心课程，也是中药行业的从业人员必备的职业技能。《国家职业标准》中规定，中药调剂员、中药购销员中从事中药购销、中药调剂、中药验收等职业的高级工，都必须掌握400种中药的检测技术。通过本课程的学习，使学生掌握中药鉴定学的基础理论和技能。掌握中药鉴定的依据，鉴定的一般程序以及中药鉴定的常规方法和质量评价及基本操作技术；掌握中药的有效成分的检验技术和方法，掌握《中国药典》中规定的中药及中成药的常规检测方法，重点培养学生进行中药材鉴定及中药检验的实际操作技能。使学生达到中药调剂员、中药购销员《国家职业标准》的规定要求。

⑥药品销售与服务：药品销售与服务是中药专业的专业技术课程，是中药行业的从业人员必备的基本技能，本课程的教学过程是基于营销工作过程，设立营销人员角色定位、发掘目标客户需求、企业品牌形象树立、终端客户维护、药品推广策略设计等技能点和训练任务，突出、强化学生的技能实训，培养和提高学生的药品营销技能和现代的经营观念。从而使学生达到中药调剂员、中药购销员《国家职业标准》中规定的中成药销售与中药商品购销的职业技能要求。

⑦中药炮制技术：中药炮制技术是中药专业的专业技术课程，是中药行业的从业人员必备的基本技能。本通过本课程学习，使学生掌握中药炮制基本理论、常用的炮制方法与操作技能、炮制常用辅料的性质和作用以及对中药炮制品的质量要求。从而使学生达到中药调剂员、中药购销员《国家职业标准》中规定的中药调剂、临方炮制与中药饮片采购的职业技能要求。

⑧中成药应用技术：中成药应用技术是中药专业的专业核心课程，也是中药行业一线从业人员必备的职业技能。中药调剂员、中药购销员《国家职业标准》中规定，从事中药购销、中药调剂等职业的高级工，共必须掌握200种中成药的应用知识与技能。通过本课程学习，使学生了解中医的治疗大法、中成药的组方原则、用药意义、配伍特点等基本理论，掌握

20首经典方剂的组成、功用、加减变化，200种常用中成药的功效、主治，使学生达到中药调剂员、中药购销员《国家职业标准》的规定要求。

⑨中药识别技术：中药识别技术是中药专业的专业核心课程，也是中药行业一线从业人员必备的职业技能。中药调剂员、中药购销员《国家职业标准》中规定，从事中药购销、中药调剂、中药验收等职业的高级工，都必须掌握400种中药材及饮片的识别技术。通过本课程的学习掌握400种常用中药的来源、产地、性状特征、质量标准、商品等级等基本知识，熟练鉴别400种常用中药材及中药饮片以及性状相似中药饮片的异同点，使学生达到中药调剂员、中药购销员《国家职业标准》规定的五级高级工的职业技能要求。

本课程为C类课程，在校内实训基地中药标本馆和中药认药实训室内进行教学活动。

⑩药品养护与保管：药品养护与保管是中药专业的专业技术课程，是中药行业的从业人员必备的基本技能。在中药调剂员、中药购销员《国家职业标准》中规定，从事中药购销、中药调剂等职业的高级工，必须掌握中药养护与保管的职业技能。本课程的教学任务要求学生掌握中药、中成药的分类存放、保管、养护知识和基本技能。使学生达到中药调剂员、中药购销员《国家职业标准》中规定的中药、中成药进出库管理，中药储存、一般商品、易变异商品的养护及毒麻中药的保管的职业技能要求。

⑪中药调剂技术：中药调剂技术是中药专业的专业核心课程，也是中药饮片调配人员必备的职业技能。《国家职业标准》中规定，从事中药调剂职业的高级工，必须掌握中药调剂技术这门的职业技能。本课程的教学任务重在训练学生掌握中药饮片的处方调配、销售及服用等相关理论与操作技术。使学生掌握中药调剂员的职责与道德规范、中药标准、中药管理、中药处方、中药配伍及禁忌、中药的合理用药与不良反应。使学生达到中药调剂员《国家职业标准》中规定的中药调剂、用药指导及药学服务的职业技能要求。

⑫中药调剂岗位技能实训：本实训课程是按照中药调剂员实际工作任

务、项目为出发点设置的一门综合实训课程。采取"任务驱动"教学模式，模拟真实的工作环境，培养学生将已学过常见疾病诊断、中药商品识别技术、中药调剂技术、中成药应用技术、药学服务技术、药品GSP认证实务、药事管理与法规等课程，按照中药调剂员、中药药剂士实际工作项目熟练完成药店及医院药房中药调剂工作中审方、计价、配方、复核、发药、临方炮制、汤剂制备、中成药销售等具体工作任务，掌握其相应的操作技能和必备知识。为学生顶岗实习和毕业后的就业奠定基础。课程内容及考核要求与国家职业技能鉴定考核标准、企业规范接轨，充分体现综合实训课程的职业性、实践性、开放性，将素质教育、职业道德教育与专业技能教育融为一体。在培养学生职业能力的同时，培养学生严谨细致、诚实守信、认真负责的工作作风和工作态度。使学生达到中药调剂员《国家职业标准》中规定的职业技能要求。

本课程安排在第五学期，在校内实训基地模拟药店、药品仓储实训室进行，按职业岗位具体工作任务的每个环节进行考核。

⑬中药购销岗位技能实训：本实训课程是按照中药购销员实际工作任务、项目为出发点，采取"任务驱动"教学模式，模拟真实的职场氛围中进行，将中药商品识别技术、中药鉴定与检验技术、药品市场营销技术、药品保管与养护、药品GSP认证实务、药事管理与法规等课程结合成一完整的工作过程，按照中药购销员实际工作项目培养学生熟练完成中药、中成药的采购销售工作，中药材、饮片的鉴别、检验、保管、养护，中成药应用，中成药销售业务等具体工作任务，掌握其相应的操作技能和必备知识。为学生顶岗实习和毕业后的就业奠定基础。课程内容及考核要求与国家职业技能鉴定考核标准、企业规范接轨，要充分体现综合实训课程的职业性、实践性、开放性，将素质教育、职业道德教育与专业技能教育融为一体。在培养学生职业能力的同时，培养学生严谨细致、诚实守信、认真负责的工作作风和工作态度。根据课程要求聘任企业兼职教师作为实训指导老师，与本校教师共同完成教学。使学生达到中药购销员《国家职业标准》中规定的职业技能要求。

本课程安排在第五学期，在校内实训基地中药标本馆、中药认药实训室、模拟药店、药品仓储实训室进行，按具体工作任务的每个环节进行考核。

⑭顶岗实习：顶岗实习是教学过程中的一个重要组成部分。中药专业学生的顶岗实习包括顶岗实习、职业资格考核和撰写顶岗实习报告（或毕业论文）等三方面内容。

通过让学生有目的地深入到中药经营流通企业、中药生产企业和医疗机构中药房等单位进行顶岗实习，在真实工作环境培养学生良好的职业道德，严谨的工作态度和工作作风，在实际的工作岗位中将所学的知识、技能与实践相结合，加深对自己所学专业知识和技能的认识，提高分析、解决问题的能力，提高服务意识，适应社会和企业的需要，从而为毕业后从事医药行业工作打下基础。

顶岗实习要求通过运用在校期间所学的基础与专业理论知识和基本技能训练，与实习单位的工作实际相结合，达到学以致用，强化职业道德教育和职业技能。

在中药经营流通企业实习，熟悉实习单位的各工作岗位和工作过程，学习中药调剂、中成药销售的基本经验和药学服务技能，学习中药采购、药品验收、药品库房管理的基本要求，加强在中药调剂、中成药销售工作中自身的医药职业道德教育。

在中药生产企业实习，熟悉中药生产企业的中药采购岗位、中药材检验岗位、中成药销售业务岗位的工作任务和工作过程，熟知中药生产企业中药采购岗位、中药材检验岗位的规范和专业技术要求，掌握中药质量标准检测的基本操作技能；学习中成药销售业务的工作经验和销售技巧。

在医院药房实习，熟悉实习中药饮片与中成药处方调配工作岗位和工作过程，掌握药学服务与用药指导的方法，熟悉医院药房中中成药的验收保管工作内容。

各实习教学点对实习生必须严格要求，进行实习态度、理论知识和操作技能的分项考核。实习生应遵守实习单位的规章制度，参加各实习单位组织的业务活动和业务学习。

顶岗实习安排在第六学期进行，学生在指导教师的指导下，完成顶岗实习报告（或论文）任务。

（3）选修课程

①医药商品应用技术：医药商品应用技术是中药专业的专业技术课程，是医药行业的从业人员必备的基本技能，是为学生毕业后适应社会零售药店的相关职业岗位需要而设置的课程。本课程教学任务要求学生掌握临床常用化学药品、生物制品的通用名、商品名、药理作用、主要用途用法、不良反应、禁忌证等知识，通过本课程的学习，使学生掌握临床常用药物，了解合理安全用药原则；掌握药品处方调配的要求和方法，熟悉社会零售药店驻店药师或医药商品购销员的工作岗位基本技能。

②保健品应用：保健品应用是中药专业的专业技术课程，是医药行业的从业人员必备的基本技能，是为学生毕业后适应社会零售药店的相关职业岗位需要而设置的课程。本课程教学任务要求学生掌握保健品的定义、特点、分类、质量管理及各类保健品的应用。要求掌握各种保健品的保健机制、配方与应用实例。了解国内外保健食品发展概况，保健品产业的发展趋势和市场动态。从而使学生熟悉社会零售药店保健品销售工作岗位基本技能并达到中药调剂员、中药购销员《国家职业标准》中规定的用药指导与药学服务的职业技能要求。

③中药药理与应用：中药药理与应用是中药专业的专业技术课程，是中药行业中药、中成药销售人员必备的基本技能。本课程的教学任务是使学生明确中药药理学的基本知识和基本实验技能，掌握对中药药性理论的现代认识、中药现代研究的综合情况，以代表性的中药和方剂为例，掌握其主要药理作用，熟悉中药有效成分、有效部位和中药的现代临床应用。使学生达到中药调剂员、中药购销员《国家职业标准》中规定的中成药销售、用药指导及药学服务的职业技能要求。

④中药化学应用技术：中药化学应用技术是中药专业的专业核心课程的对接课程，也是学生进行后续课程中药鉴定与检验技术的职业技能储备

课程。本课程的教学任务要求学生学会中药化学成分提取、分离、纯化的方法，进而全面掌握中药鉴定与检验技术，达到中药调剂员、购销员《国家职业标准》中规定中药检测要求。

⑤中药制剂技术：通过本课程学习，使学生掌握中药制剂学的基础理论知识和生产技能。掌握制剂生产中粉碎、浸提、精制、浓缩、干燥、灭菌的基本原理、方法及应用；掌握中药制剂中剂型选择的基本原则和各剂型的特点、质量要求及制备原理、制备工艺。熟悉中药制剂新技术及新剂型的特点和应用，了解中药制剂学及其分支学科的概念以及学科概况。

3. 学习方法

通过前面的介绍，可以看出中药专业课程设置是沿着课程主线依次为专业基础技术课程、专业核心技术课程和岗位综合实训展开的，基本表现为由基础到专业、由理论到实践、由浅入深的变化规律。因此，学生的专业课程学习也应分为专业基础课、专业课和实践环节三个阶段。各阶段的课程特点不同，因此应采用不同的学习方法进行学习，以达到提高学习质量的目的。

（1）专业基础技术课程阶段　本阶段的学习特点是：学生初次接触本专业的基本理论、基本概念，有一个由不了解到了解的过程，因此，本阶段的学习任务是让同学们深入认识本专业的特点，扎实掌握基本的理论知识，为以后的学习打好基础。

根据本阶段的课程特点可以综合采用以下几种学习方法：

①搞好课前预习：课前预习是学好专业基础技术课程的一个重要环节，在预习过程中，可以发现难点，在听课时就会更加集中注意力，可以把自己对知识的理解与教师对知识的讲解作对比，有助于思维发展，进一步掌握知识的实质，从而提高听课效果。

②要学会作笔记：作笔记是高职高专院校学习与中学学习的一个主要区别。在中学学习阶段，学生还没有很好地养成记笔记的习惯，任课教师与学生联系接触几乎是随时的；然而到高职高专院校以后，教师的授课方式发生了变化，和学生相对接触变少，学生在课堂上就要多记一些学习笔

记，对老师讲的重点、难点尤其是老师讲的课外内容更要记在笔记上，以便课后复习，掌握学习重点，这样会大大提高课堂学习效率。

③及时做好复习：中医药理论中有大量概念需要记忆，因此，做好课后的及时复习很有必要，课后复习总是和做习题联系在一起的，要求学生在做作业前，首先要回忆所学内容，回忆有关的概念、理论、中药材的性状特点等，然后再做习题。要养成先复习、后做作业的习惯。课后认真复习，可以加深和巩固对所学新知识的理解和记忆，能系统掌握新知识且有助于灵活运用，这样就会不断提高分析问题和解决问题的能力。对做错的题一定要及时纠正，找出原因，如果一知半解就会影响后面知识的学习，作业一定要独立思考、独立完成。要摆脱只听老师讲课而课后不认真看书复习的作法。

④加深知识理解：学习知识要善于思考，要找出所学知识之间的相互联系，并围绕一条主线把这些知识串联起来，最后，还要把它和以前的知识联系起来，找出它们的内在联系，通过这样一番思考，经过把老师讲授的或从书本上得到的知识加以去粗取精、由浅入深、由表及里的消化过程，不仅把原来零碎的、分散的知识条理化了，而且排除了一些不必要的东西，贮进脑子中的知识就更精炼了。要勤于思考，善于总结，不要盲从于教材和老师，要善于对所学知识进行系统归纳，找出规律，把解决同一类问题的知识和解题方法串联起来。经常进行积极的思考，逻辑思维能力就会得到发展，解决实际问题的本领必然得到提高。

⑤学会读教科书、使用参考书：课本是不会说话的老师，我们要好好利用这个老师，养成良好的习惯，掌握学习的主动权。重点知识可以在书上批、划、圈。这样做不但有助于理解课本内容，而且有助于分清主次，读书时要多问些为什么，形成独立思考、独立解答的良好习惯。每学完一个单元要及时进行归纳总结，前后融会贯通，使知识系统化。同时，现代信息技术非常发达，中药制药技术专业方面的教学参考书和参考资料都很齐全，学生在课余时间，可以到网上找各种参考书解决有关问题，培养学习兴趣、开发学习潜能。

（2）专业核心技术课程阶段　本阶段的学习特点是：学生对本专业的基本理论、基本概念有了一定的了解，但对本专业的系统理论、专业理论、实践技能还需进一步学习提高。因此，本阶段的学习任务是让学生全面系统地学习本专业的理论知识、实践技能，让学生在学习过程中产生兴趣，找准出路，为以后的就业打下坚实基础。

本阶段的学习可以综合采用以下几种学习方法。

①注重实践操作，加强操作的规范性。

由于中药专业是非常注重实践操作的一个专业，因此要想在专业技能突飞猛进，就必须有熟练和规范的实际操作技能。这样就要求同学们在今后的学习中不仅要重视每次的实验实践机会，多观察、多思考、多提问、多动手操作；而且要珍视每次到企业实习的经历，感受真实的工作环境，在做中学，在学中做，不断提高自己的专业技术水平和专业技能。通过实践，不仅能够帮助同学们加深基本理论知识的理解和掌握，而且能培养观察能力、思维能力、动手操作能力和创造能力。

另外，中药各项技能操作的规范性也是要重点注意的问题。加强操作的规范性有助于同学们知识的掌握和能力、情感态度与价值观的培养，有助于提高学习效率和实践安全。要做到规范的操作，首先要提前预习，将实践步骤由繁化简，再抓住每一步的关键，并在每个实践步骤中规范操作，这样才可以收到好的实验效果；其次，注意听老师讲如何做实训，看老师示范的过程；最后，要注意实训过程的观察与分析，认真进行记录，总结和反思自己的实践操作过程和结果，并进行讨论。

②培养学习兴趣，加强工具、仪器、设备的运用技能。

理论的生命在于实践，脱离了实践，理论就失去了意义。把实践作为学习掌握中药各项技能的重要途径是行之有效的。如通过对中药材、中药饮片的识别及真伪鉴别，使学生既尝到了掌握中药专门技能的甜头，又产生了学习动力，从而有了提高学习理论的欲望和学习的自觉性。经过一步步的深化训练，因而产生了一个良性循环，提高了学习兴趣。

（3）岗位综合实训　本阶段的学习特点是：学生已经系统学习了专业

基础课和专业课，但知识、技能还停留在单一的层面，需要在岗位综合实训环节的学习中达到学以致用。本阶段的学习任务是培养学生的知识应用能力和实际动手能力。通过本阶段的教学要使学生能够具备基本的职业素质，以适应今后工作的需要，因此，岗位综合实训环节是高职学生最重要的学习阶段。本阶段的学习可以综合采用以下两种教学方法。

①协作法。实践环节的课程任务通常是以小组而非个人独立工作的形式来进行，因此协作是实践环节学习的重要特点。提倡同学们"个性化"的学习，主张以学生自主思考，自行讨论为主，教师指导为辅，学生通过自主思考和团队配合完成教学项目，能有效调动学习的积极性，既学习了课程，又学习了工作方法，能够充分发掘学生的创造潜能，也培养了学生的团队协助工作能力，提高了学生解决实际问题的综合能力。

②拓展法。中药专业面对的是患者或是普通大众直接应用的中药，因此我们的知识必须非常牢固而且具备广泛的中药或药品的相关知识，没有坚实的理论基础，就不可能正确使用中药、正确地进行中药学服务，要想在同行业中所向披靡，必须做到多学习、多收集，广泛阅读各种医药方面的书籍，还可采用网络医药课程学习的方式来给自己"充电"，以适应职业发展的需要。

知识链接

大学生应该怎样学习

中国教育科学研究院 王春春

大学生的主要任务之一就是掌握扎实的专业知识，现代社会的一个重要特征就是各种信息浩如烟海，知识更新速度可谓日新月异，大学生如果不主动学习，不懂得鉴别，也不善于更新知识，则很快会被时代淘汰；而要想在有限的大学四年里掌握所有的学科专业知识，则既不现实，也不可能。因此，大学生尤其需要利用宝贵的大学时光，有方法、有选择、有鉴别、有系统地汲取知识，并将知识内化为能力和素质，为日后的可持续发展奠定坚实的基础。

大学和中学的教育性质本来就有很大不同，因此，必须根据大学的教育规律来选择合适的学习方法。上中学时，老师会不断重复每一课的关键内容，但进入大学后，更多的却是"师傅引进门，修行在个人"，也就是说，课堂教学往往是提纲挈领式的，老师只是"引路人"，在课堂上只讲难点、疑点、重点或者是其最有心得的一部分，大学生惟有主动走在老师的前面，自主地学习、思考、探索和实践，培养和提高自学能力，才能在课堂上获得最大的收获。这难免意味着大学生的课外学习任务更重，但是，大学生的学习能力也正是在这个过程中得到提高的。

与高中时代单纯的学习时光相比，大学生活更加丰富多彩，大学生不仅要学习，还要参加各种实践活动，用于学习的时间和精力确实相对有限，但与此同时，大学生可以自己支配的时间也更多了，因此，科学的安排好时间对成就学业非常重要。吴晗在《学习集》中说："掌握所有空闲的时间加以妥善利用，一天即使学习一小时，一年就积累365小时，积零为整，时间就被征服了。想成事业，必须珍惜时间。"华罗庚也曾说"时间是由分秒积成的，善于利用零星时间的人，才会做出更大的成绩来"。

学过的知识的确会随着时光的流逝而被遗忘，但是，如果能够将知识消化、吸收，并内化成为自己的能力和素质，那么知识的恒久价值便会体现出来。微软公司曾做过一个统计：在每一名微软员工所掌握的知识内容里，只有大约10%是员工在过去的学习和工作中积累得到的，其他知识都是在加入微软后重新学习的。由此可见自学能力对个人持续发展的重要性，但这并不是说学校学习的知识不重要，恰恰相反，这种自学能力是通过学校学习获得。因此，大学生不仅要学习知识，还要下苦功夫学习，要学会举一反三；不仅要善于向他人学习，更要学会自学，学会无师自通。

"宝剑锋从磨砺出，梅花香自苦寒来"。打基础是需要下功夫的，要相信：今天的努力是不会白费的。

(摘自中国高职高专教育网)

4. 成绩评价

中药专业的成绩评价有别于传统的考试考查方法，采用阶段评价、目标评价、项目评价、理论与实践一体化评价模式。注重过程评价，弱化评价的选拔性、鉴别性，强化评价的引导性、激励性，充分调动学生学习的积极性，主动性，强化学生终身学习的理念，促进学生的可持续发展。

实现评价主体多元化，学生、教师、企业人员等共同参与学生的评价，促进学生个性发展。可采用课堂提问、学生作业、平时测验、实验实训、技能竞赛及考试情况，综合评价学生成绩。

打破以试卷成绩评定学生优劣的评价方式，按照高职学生的认知特点，根据学科特性，采用多样化的评价方式，培养和提高学生的创新精神，使学生在成长过程中不断体验进步与成功， 使他们的潜在优势得到充分发挥， 最终实现学生全面发展。

工学结合，校企合作，将企业岗位职业技能的要求和考核评价方式，纳入职业技能课程学生评价体系，对学生的职业意识、职业素质、职业技能进行全面评价，提高学生的职业适应能力，为企业选材、用材打下良好的基础。

在教学过程中将岗位技能培训与考核的内容融于日常的教学中，第五、六学期分别进行中、高级工的考核。理论知识考试采用闭卷笔试或口试方式，技能操作考核采用现场实际操作方式；顶岗实习报告（或论文）采用校、企专家共同审评方式，成绩均实行百分制，以60分为合格。

四、推荐专业入门书籍及资源

1. 《中华人民共和国药典》

《中华人民共和国药典》（简称《中国药典》）是由中华人民共和国国家药典委员会组织编写，是国家为保证药品质量可控、确保人民用药安全有效而依法制定的，记载中国药品的标准、规格的药品，具有国家法律效力的法典，是中国药品生产、供应、使用和管理部门检验药品的共同依据。药典的第一部收载品种为中药，第二部收载为化学药品，2005年版新增第三部为生物制品。

《中国药典》是药品研制、生产、经营、使用和管理都必须严格遵守的法定依据。2010年版《中国药典》是新中国成立60年来组织编制的第九版药典，新版药典在总结历版药典的基础上，充分利用近年来国内外药品标准资源，注重创新与发展，实事求是地反映了我国医药产业和临床用药水平的发展现状，为进一步加强药品监督管理提供了强有力的技术支撑。

2010年版《中国药典》分为三部出版，一部为中药，二部为化学药，三部为生物制品。收载品种4600余种，其中新增1300余种，基本覆盖国家基本药物目录品种和国家医疗保险目录品种。

2010年版《中国药典》有以下主要特点。

药品安全性得到进一步保障。在药品安全性方面，除在附录中加强安全性检查总体要求外，在品种正文标准中也大幅度增加或完善安全性检查项目，进一步提高对高风险品种的标准要求，进一步加强对重金属或有害元素、杂质、残留溶剂等的控制，并规定眼用制剂按无菌制剂要求，明确用于烧伤或严重创伤的外用剂型均按无菌要求。新版药典的附录和凡例等通用性、基础性技术规定与要求，对药典以外的所有上市药品都有直接的作用和影响力。

在有效性和质量可控性方面，除新增和修订相关的检查方法和指导原则外，在品种正文标准中增加或完善有效性检查项目，大幅度增加了符合中药特点的专属性鉴别，含量测定采用了专属性更强的检查方法，增加溶出度、含量均匀度等检查项目。

2010年版《中国药典》对重点药品的标准展开了系统性提高工作，对高风险药品尤为重视。新版药典增加了化学药注射剂安全性检查法应用指导原则；在制剂通则中将渗透压摩尔浓度检查作为注射剂的必检项目；对药典一部收载的中药注射剂品种全部增加了重金属和有害元素限度标准；此外对于其他注射剂品种的标准也不同程度地增加了对产品安全性、有效性及质量可控性等方面的质控要求，这些措施对于解决注射剂、特别是中药注射剂的安全性问题必将起到积极的作用。

中药标准整体水平全面提升。

（1）中药收载品种数量大幅度提高。

新版药典收载中药材、中药饮片、中成药和中药提取物标准大幅提升，一举改变和扭转长期以来收载品种少、基础差，尤其是中药饮片缺乏标准的局面。在中药资源保护及其相关标准技术创新方面得到跨越式发展。

（2）中药品种分别增加和完善了安全性质控指标。

一是在中药附录中加强安全性检查总体要求。如在附录制剂通则中，口服酊剂增订甲醇限量检查，橡胶膏剂首次提出不得检出致病菌检查要求等；在附录检测方法中，新增二氧化硫残留量测定法、黄曲霉毒素测定法、渗透压摩尔浓度测定法、异常毒性检查法、降压物质检查法、过敏反应检查法、溶血与凝聚检查法等。

二是在中药正文标准中增加或完善安全性检查项目。如对易霉变的桃仁、杏仁等新增黄曲霉毒素检测，方法和限度与国际一致；在正文标准中全面禁用苯作为溶剂；对工艺中使用有机溶剂的均检查有机溶剂残留；对川乌、草乌、马钱子等剧毒性饮片，采用高效液相色谱法（HPLC）等更先进、更精确的方法加以限量检查。

三是在重金属和有害元素控制方面，新版药典采用电感耦合等离子体质谱（ICP-MS）测定中药中砷、汞、铅、镉、铜的含量；对一部所有中药注射剂及枸杞子、山楂、人参、党参等用药时间长、儿童常用的品种均增加了重金属和有害元素限度标准。

（3）解决了中药饮片标准的问题。

2010年版《中国药典》的一个主要特点就是，大幅增加了中药饮片标准的收载数量，初步解决了长期困扰中药饮片产业发展的国家标准较少、地方炮制规范不统一等问题。对于提高中药饮片质量，保证中医临床用药的安全有效，推动中药饮片产业健康发展，将起到积极的作用。

（4）大幅增加符合中药特点的专属性鉴定。

2010年版药典大幅增加符合中药特点的专属性鉴别。

一是中药标准中不再使用颜色或沉淀的化学反应和光谱鉴别方法。

二是标准中大幅增加横切面或粉末显微鉴别。2005年版药典共收载显微鉴别620项；2010年版仅新增显微鉴别就达633项，所有的药材和饮片及含生药粉的中成药基本都增加了专属性很强的横切面或粉末显微鉴别。

三是标准中大量使用专属性较强的薄层色谱（TLC）鉴别技术。2005年版药典共收载薄层色谱鉴别1507项；2010年版药典仅新增薄层色谱鉴别就达2494项，除矿物药外均有专属性强的薄层鉴别方法。

（4）现代分析技术广泛应用。

一是扩大了对成熟新技术方法的收载。如附录中新增离子色谱法、核磁共振波谱法、拉曼光谱法指导原则等。中药品种中采用了液相色谱/质谱联用、DNA分子鉴定、薄层-生物自显影技术等方法，以提高分析灵敏度和专属性，解决常规分析方法无法解决的问题。新增药品微生物检验替代方法验证指导原则、微生物限度检查法应用指导原则、药品微生物实验室规范指导原则等，以缩小附录在微生物方面与国外药典的差距。

二是进一步扩大了对新技术的应用。除在附录中扩大收载成熟的新技术方法外，品种正文中进一步扩大了对新技术的应用。

药典一部根据中医药理论和中药成分复杂的特点，建立能反映中药整体特性的方法，将反映中药内在质量整体变化情况的色谱指纹图谱技术应用到药品标准中，以保证质量的稳定。

2010年版《中国药典》的颁布实施，必将在我国全面提高药品质量过程中起到积极而重要的作用，并将进一步扩大和提升我国药典在国际上的积极影响。

2.《中华本草》

《中华本草》是由国家中医药管理局《中华本草》编委会编著，《中华本草》共2400万字，共35卷，共收入中医药物达8980味，是迄今为止所收药物种类最多的一部本草专著，代表了我国当代中医药研究最高和最新水平。

中国传统药学为中华科技文化数千年蕴育之精华。它积累了丰富的应用经验和生产技术，创立了独特的药学理论体系，形成了一门生命力极强的学科本草学。中国传统药物绝大多数是天然药物，毒副作用较小，安全系数较高，在防病治病中正发挥着越来越大的作用。几十年来，运用现代科学技术研究中药，使中药学的各个分支学科取得了突飞猛进的发展，本草学已成为一门融古贯今、全面研究中国传统药学的综合性学术体系，日益受到世界医药工作者的重视。因此，编纂一部集二千年传统药学之大成并显示当代科学水平、图文并茂的《中华本草》，必将在国内外产生深远的影响，并促进世界医药学的进步，为人类健康造福！

《中华本草》是一项国家中医药管理局直接主持的重大科研课题。由原卫生部副部长、国家中医药管理局局长胡熙明任编委会主任委员，卫生部副部长、国家中医药管理局局长张文康任编委会常务副主任委员，南京中医药大学宋立人研究员任总编、吴贻谷研究员任总审定，胡烈教授任常务副总编，中国中医研究院章国镇、谢宗万、王孝涛研究员，中国药科大学徐国钧教授，中国医学科学院肖培根研究员，成都中医药大学凌一揆教授，南京医科大学丁绪亮教授，北京中医药大学曹春林教授，上海中医药大学李仪奎教授，西安疑难病院余文新院长，南京中医药大学洪恂、王锦鸿研究员任副总编。编委会下设10个专业编委会和4个民族药专卷编委会，并在南京中医药大学设编委会办公室，南京中医药大学校长项平教授任办公室主任，主持日常工作，汇同全国六十多个医药院校及科研院所的　四百多名专家共同协作编纂这一本草学巨著。

该书系统总结我国二千年来本草学成就并反映当代中药学科研成果。全书30卷，另立民族药4卷。共计载药8000余味，附图1万余幅，篇幅2000余万字。内容涉及中药品种、栽培、药材、化学、药理、炮制、制剂、药性理论、临床应用等中医药学科的各个方面，其内容之丰富，体例之严密，篇幅之浩瀚，以及采用文献之广博，均远远超过了迄今任何一部本草著作，是继《本草纲目》之后新中国的鸿篇巨制，《中华本草》全书涵盖了当今中药学的几乎全部内容，是对我国本草学发展的又一次划时代总结，被誉为"新的《本草纲目》"。该书在中医药理论指导下，重视医药结合，多学科协作，做到了继往开来，整理提高，具有很高的中医药文献价值和学术价值。在学科性、先进性、实用性和权威性方面均达到了相当高度。这一宏伟工程的胜利开展，在国内外产生了重大反响，得到医药学界的高度关注和多方面支持。

3.《新编中药志》

《新编中药志》是一部全面介绍我国中药资源与研究的图书，已出版的4卷所收载的品种大体上与《中华人民共和国药典》(2000年版)一部相仿。其中收载植物根与根茎类中药157种，种子、果实、花类中药150种，全草、叶、皮、藤木、树脂、藻菌等常用中药151种，常用动物与矿物药70种。书中对每个品种均就其历史、原植(动、矿)物、采制、药材及产销、化学成分、药材鉴定、性味及功效、药理作用及临床应用，附注等作了全面介绍，并附了参考文献。对于前4卷中已收录品种的补充也是从这几个方面进行，但是鉴于近些年中药现代化研究进展迅速，特别是关于中药化学成分的定性、定量研究鉴定与药理研究成果大量涌现，所以本书中关于中药特性成分(或有效成分)、药理与临床应用等方面的内容有了大幅度的增加，成为增补的重点。

本书紧密配合《中国药典》内容，科学地全面地反映了《中国药典》收录的中药的全面信息和最新的研究成果，是中药研究、教学、生产、经营、检验和管理等方面专业人员的重要参考书。

4.《中药大辞典》

通过广泛汇集古今中外有关中药的文献资料，对中药学进行初步的综合整理，为临床、科研、教学工作和中西医药结合、创造我国统一的新医学和新药学，提供较为全面、系统的参考资料，成为一部切合实用的中药专业工具书。中草药历代文献和各地报道浩如烟海，由于品种复杂，历来存在名实混乱等情况，文献资料中有时众说纷纭，甚至互相矛盾。这些问题有待于运用各种现代科学方法，结合生产实践、临床应用和科学研究，逐步加以解决。全书分上、下、附编三册，上、下册为正文，收载药物6008味，每一味药物下设异名、基原、原植(动、矿)物、栽培(饲养)、采收加工(或制法)、药材、成分、药理、炮制、药性、功用主治、用法用量、选方、临床报道、各家论述等内容。

　　5.《本草纲目》

　　《本草纲目》是由明朝伟大的医药学家李时珍（1518～1593年）为修改古代医书中的错误而编，他以毕生精力，亲历实践，广收博采，对本草学进行了全面的整理总结，历时29年编成，30余年心血的结晶。共有52卷，载有药物1892种，其中载有新药374种，收集药方11096个，书中还绘制了1160幅精美的插图，约190万字，分为16部、60类。这种分类法，已经过渡到按自然演化的系统来进行了。对植物的科学分类，要比瑞典的分类学家林奈早二百年。每种药物分列释名（确定名称）、集解（叙述产地）、正误（更正过去文献的错误）、修治（炮制方法）、气味、主治、发明（前三项指分析药物的功能）、附方（收集民间流传的药方）等项。全书收录植物药有881种，附录61种，共942种，再加上具名未用植物153种，共计1095种，占全部药物总数的58%。《本草纲目》是我国医药宝库中的一份珍贵遗产，是对16世纪以前中医药学的系统总结，在训诂、语言文字、历史、地理、植物、动物、矿物、冶金等方面也有突出成就。本书17世纪末即传播，先后流传多种文字的译本，对世界自然科学也有举世公认的卓越贡献。其有关资料曾被达尔文所引。用它是几千年来祖国药物学的总结。这本药典，不论从它严密的科学分类，或是从它包含药物的数目之多和流畅生动的文笔来看，都远远超过古代任何一部本草著作。被誉为"东方药物巨典"，对人类近代科学以及医学方面影响最大，是我国医药宝库中的一份珍贵遗产。它的成就，首先在药物分类上改变了原有上、中、下三品分类法，采取了"析族区类，振纲分目"的科学分类。它把药物分矿物药、植物药、动物药。又将矿物药分为金部、玉部、石部、卤部四部。植物药一类，根据植物的性能、形态及其生长的环境，区别为草部、谷部、菜部、果部、木部等5部；草部又分为山草、芳草、醒草、毒草、水草、蔓草、石草等小类。动物一类，按低级向高级进化的顺序排列为虫部、鳞部、介部、禽部、兽部、人部等6部。

《本草纲目》广泛涉及医学，药物学，生物学，矿物学，化学，环境与生物，遗传与变异等诸多科学领域。它在化学史上，较早地记载了纯金属、金属、金属氯化物、硫化物等一系列的化学反应。同时又记载了蒸馏、结晶、升华、沉淀、干燥等现代化学中应用的一些操作方法。李时珍还指出，月球和地球一样，都是具有山河的天体，"窃谓月乃阴魂，其中婆娑者，山河之影尔"。《本草纲目》不仅是我国一部药物学巨著，也不愧是我国古代的百科全书。正如李建元《进本草纲目疏》中指出："上自坟典、下至传奇，凡有相关，靡不收采，虽命医书，实该物理。"

6.《中药品种理论与应用》

《中药品种理论与应用》（谢宗万主编）由总论、各论、附录三个部分组成。总论含中药品种理论纲要、中药品种理论、中药品种本草考证的思路与方法等；各论收载中药复杂品种226类，按药用部位分类论述。附录主要收载国内知名专家教授对"中药品种理论"的评论文章和意见。因此，本书既是理论、方法与应用的三结合，又为运用本草学、植物分类学和生药学三种手段研究中药复杂品种问题的结晶，是我国第一部突出品种理论和具有"中药品种学"性质和内涵的专著。

中药理论是中医药学的一个重要组成部分，《中药品种理论与应用》是以作者首创的中药品种理论（31种）为核心指导思想，在全面调查、品种鉴定的基础上，运用本草考证方法，以《中华人民共和国药典》标准为准绳，正本清源，综合论述中药正品、地区习用品和混淆品、伪品等复杂品种的专著。它填补了传统中药理论在品种领域里的空白，并可直接应用于当前实际，对澄清中药混乱品种、维护人民用药安全有效与新药开发等方面，均具有实际应用价值。可供中药生产、临床、教学、科研、药检和管理等方面作参考。

7.《中药原色鉴别图谱》

《中药原色鉴别图谱》（王盛民主编）是以图文并茂的形式介绍中药的来源、形态、产地、采制、加工、功效的主要内容的中药鉴定大型工具书。全书收载常用中草药及同属不同种的来源1307种，均附有精美原植

（动）物及药材彩色图片。其中植物类1193种，动物类74种，矿物类40种。每章项下按中药笔画编排，同属植物均随一个中药编排在一起，以利于读者的比较鉴别。书后附中文索引及拉丁学名索引。

8.《中药不良反应与合理用药》

天津中医药大学张伯礼院士和中国中医科学院翁维良研究员担任本书主编，国家药品不良反应监测中心等多个单位的专家参加了本书的编写工作。《中药不良反应与合理用药》分为上、下两篇，共9章。上篇为总论，分为7章，系统地论述了中药不良反应的定义、概念与分类，中药不良反应的原因、机制与干预，中药不良反应的因果判断与评价，中药不良反应的临床表现，中药不良反应的治疗，中药不良反应的监测与研究等内容；下篇为各论，分为2章，详细介绍了多种中成药和中药(含植物药、动物药、矿物药)的不良反应，其中包含大量临床案例。本书内容丰富，条理清晰，观点明确，语言简洁，具有很高的学术价值和权威性，本书有助于提高临床医生合理用药水平，可供广大临床医师、药师参考。

9.《中国中药材真伪鉴别图典》

《中国中药材真伪鉴别图典》由广东省药品检验所和原中国药品生物制品检定所联合编著的，分为四册，第一册包括常用贵重药材和进口药材、第二册包括常用根和根茎类药材、第三册包括常用种子和果实类药材、第四册包括花、全草、皮、藤木、动物、矿物及其他。全书所收载的品种鉴定可靠、真伪对照、品种齐全、内容丰富，所印彩图均用高档反转片摄制，实物摄影、图片清晰，物体立体感强、无阴影、色彩真实、准确；所表现的药材代表性强、鉴别特征完整、鉴别要点突出；所注文字简炼、通俗易懂、图文并茂，具有较强科学性和实用性。本书除了在确保所被选用的样品齐全、准确、代表性强、立体感好外，为了方便广大读者识别或鉴定中药材，增加了大量局部及解剖特征的放大照片。

全套图典共收载了700多味、2000多种药材，品种多样、规格齐全、鉴定准确，并收载了大量同名异物、同物异名的地区用药，以及伪品和伪制品。对正确鉴定中药材的品种，确保中药材的质量，保证临床用药安全有效，提高临床疗效和中药研究的科学性，具有重要的科学意义和实用价值。

10.《中药饮片的现代研究与应用》

《中药饮片的现代研究与应用》（高文远主编）是一本以继承与创新密切结合，研究与应用交互关联为特点的中药炮制研究专著。由于中药饮片是中医药的精华所在，一味中药经过不同的炮制方法，其药性和功效会变得不同，"酒制升提，姜制发散，盐走肾，醋走肝，米泔水制去燥和中，乳制滋润助生阴血，蜜炙甘缓，土炮补脾，麸皮制酸，甘草渍曝而降毒"，在不同变化的背后，有着深刻的科学内涵。正是这种巧妙的炮制，达到了改变药性、减轻毒性、提高疗效的目的，使中医临床用药可以得心应手，辨证论治，对症施药，所以说饮片炮制是中医用药的特点和优势。因而本书在内容中论述了中药饮片的炮制与加工、炮制机械与在线控制、饮片的质量标准、贮藏保管以及销售和应用，既有对传统中药饮片的叙述，又有对新剂型饮片的描述；既有实验室的研究，又有中药饮片厂的建设。书中的一些章节内容源于作者的科研成果。

任务二　学技能，实训有安排

一、实训室安全要求

（一）实训室消防安全检查制度

为加强实训室的管理，做好实训室消防安全工作，特制定本制度。

（1）在学院消防安全主管部门的指导下，实训室消防安全管理工作由实训中心主管部门负责，实训技术人员具体实施。

（2）加强消防宣传教育工作，提高全院师生的消防意识。各实训室要对存在的消防安全问题及时提出整改意见，做到预防为主，消除隐患。

（3）实训室要配备必要的消防设施，消防主管部门要定期检查实训室的各种消防设施，定期更换灭火器内容物，确保其处于完好可用状态。

（4）各实训室的消防设备和灭火工具，要有专人管理；实训室管理及教学人员要掌握消防设施的使用。

（5）不准破坏、挪用消防器材，违者追究其责任。

（6）实训室要做好防火、防爆、防盗工作；下班时要切断电源、气源，清除工作场地的可燃物，关好门窗。

（7）危险化学药品（易燃、易爆、麻醉、剧毒、强氧化剂、强还原剂、强腐蚀）要有专人管理，并严格遵守相关管理制度。

（8）各实训室新增用火、用电装置，要先报后勤管理处、保卫科，并经论证符合安全要求和批准后，方可增用。

（9）各实训室安装、修理电气设备须由电工人员进行；禁止使用不合格的保险装置及电线。

（10）实训室技术人员每周一次对实训室进行全面安全检查，并做好检查记录，发现情况应及时采取措施并上报有关部门。学院消防安全主管部门及实训室行政管理部门不定期对实训室进行安全检查。

（11）对违反消防安全规定和技术防范措施而造成火灾等安全事故的有关责任人，要视情节轻重给予处罚，触犯法律的，由司法机关依法追究其刑事责任。

（二）学生进出实验实训场所行为规范

凡进入实训场所参加实训的学生必须严格遵守以下流程：

（1）学生在进入实训场所之前不准在校园内的其他场所穿着实训服装。

（2）学生应携带实训服装进入实训场所，须在指定区域更换服装。

（3）学生更换实训服装后，将个人物品叠放整齐，放置在实训场所内的指定区域，整装后开始实践教学。

（4）实践教学结束后，在指定区域内更换实训服装，将实训服装叠整齐，整装后携带个人物品离开实训场所，不得穿着实训服装走出实训场所。

（5）实训结束后，要安排值日生做好实训室清洁卫生工作，实训仪器等物品要整理好，洗刷干净，按要求摆放整齐并请指导教师检查清点认可后方可离开。离开实训室前要切断电源、气源，熄灭余火，关好水龙头，锁好门窗。

二、实践教学内容

中药专业的实践教学突出了中医药行业特殊的技能特色，以工学结合方式培养学生实践技能，与国家职业技能鉴定相接轨，把教学活动与中药药学服务实践、社会服务紧密结合，把职业能力培养与职业道德培养紧密结合，着重训练学生的专业技能、敬业精神和严谨求实的工作作风。实践教学主要由基本技能训练、职业技能训练、职业综合实践等部分组成。

1. 基本技能训练

结合相关基本素质课程教学进行课内实验或训练，通过计算机、英语、医药行业安全规范、医药行业卫生学基础、医药行业法律与法规等课程的技能训练，使学生具有较强的动手能力，为新同学奠定各项专业技能基础。在实训教学的形式上，增加工艺性、设计性、综合性实验，鼓励开设综合性、创新性实验和研究型课程，鼓励学生参加科研活动。

2. 职业技能训练

结合专业技术课相对应的技能训练课程，培养学生的中药调剂工作岗位与中药购销工作岗位的职业素质和职业技能，主要有：中药检测技术、药品销售与服务、中药炮制技术、中成药应用技术、中药识别技术、中药调剂技术、中药保管与养护技术等课程。

3. 职业综合技能实训

开设职业综合技能训练课程培养学生对各项单项技能的综合运用，提升学生的职业综合能力。要以企业工作流程为载体，进行模拟性仿真性的实训，进一步提高学生的技能水平。如中药调剂岗位综合实训、中药购销岗位综合实训、职业技能鉴定实训等，组织学生参与校内外、企业、行业及政府部门开展的职业技能竞赛，训练学生的综合能力。在校内实训基地中营造企业环境，培养学生的职业感觉，强化训练效果。认识实习与顶岗实习是学生在真实的工作环境中进行技能训练和素质养成的重要环节，要务必落实，并保证学生在企业实习时间3~4个月。顶岗实习一般安排在最后学期，以实现实习与就业相结合。

三、实训基地特色与功能

（一）实训基地特色

1.具有行业特色

实训基地充分体现了中药传统性和现代性的良好结合，让学生在传统中医药的氛围下，掌握中药专业必备的各项技能。

2.真实的职业环境

实训基地贴近生产、管理、服务第一线，体现真实的职业环境。让学生在一个真实的职业环境下按照未来专业岗位群对基本技术技能的要求进行学习，得到实际操作训练和综合素质的培养。

3.高技术含量

校内实训基地的建设具有前瞻性、持久性。体现新技术、新工艺，紧跟时代发展，瞄准缺乏实际操作人才的高技术含量职业岗位和新技术行业职业岗位，在技术要求上具有专业领域的先进性。使学生在实践过程中，学到和掌握本专业领域先进的技术操作、工艺路线和技术实际应用的本领。

（二）实训基地功能

1. 教学功能

实训室和实训基地是实施实践教学环节的主要场所，主要是对学生进行专业岗位基本技能的训练、模拟操作训练和综合技能训练，同时让学生参与一定的实际生产。基本操作技能训练和模拟操作训练主要在校内实训室和实训基地进行，综合技能训练和实践能力培养主要在校外实训基地结合实际生产进行。

2. 培训功能

实训基地除面向本院学生实施上岗前的职业培训外，同时可接待其他大、中专院校学生的职业培训；企业职工的在职提高、转岗培训；社会其他人员培训；以及待岗人员的再就业培训提供设施。也可作为对其他职业学校教师进行培训。

3. 职业资格鉴定功能

实训基地同时也为职业资格鉴定中心（站、所）服务。凡是经过培训的人员都可以在实训基地进行职业资格鉴定，取得职业资格证书。

4. 科技服务功能

实训基地是成熟技术的应用基地，为企业设备更新换代提供人才培训和技术服务。企业新产品可在基地进行试验、技术推广和推销。基地也具有一定的生产能力。

四、校内实训基地

我们的校内实训基地有模拟真实工作场景的药用植物与中药鉴定实训室、中药认药实训室、中药调剂实训室、中药炮制实训室、中药制剂实训室、中药标本馆、模拟药店等，专业所有课程的技能训练项目均是在实训室内进行，实训基地管理制度健全，实训设施可以满足中药专业学生实训使用。下面我们一起走进实训室去参观。

（一）药用植物与中药鉴定实训室

药用植物与中药鉴定实训室（图2-1）主要的实训设备有：光学显微镜、体视显微镜、紫外检测仪、恒温干燥箱、电子天平等。

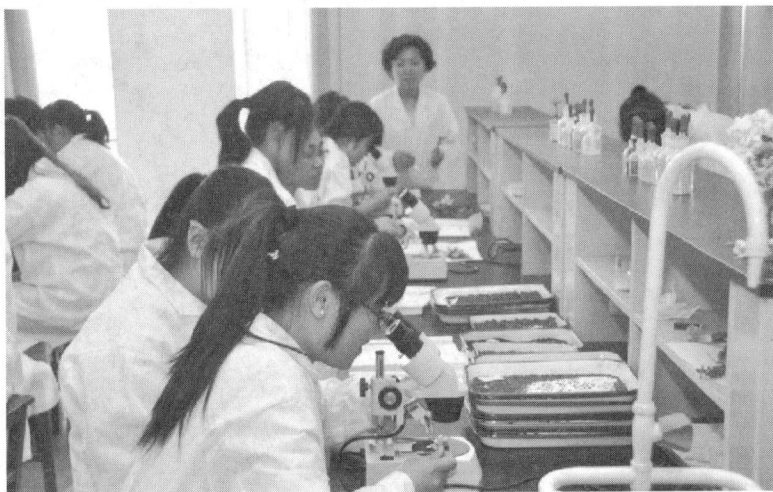

图2-1　药用植物与中药鉴定实训室内进行药用植物基础课程实训

　　主要承担的实训课程有：药用植物基础、中药检测技术。在本实训室主要训练学生对药用植物的显微结构的解剖观察技能和中药材显微鉴定的相关技能。通过实训，同学们可以掌握中药材、中药饮片原植物鉴别、显微鉴别的必备理论知识及技能，培养学生"安全用药、质量第一、实事求是"的工作作风，为今后从事中药采购、验收、调剂工作，成为中药购销及中药调剂方面的高素质技能型人才奠定良好的基础。

（二）中药认药实训室

　　中药认药实训室（图2-2）备有常用中药材、中药饮片标本400余种和放大镜等性状鉴别必需的设备，主要承担中药基础、中药识别技术课程。在本实训室主要训练学生对中药材、中药饮片的性状鉴别技能。

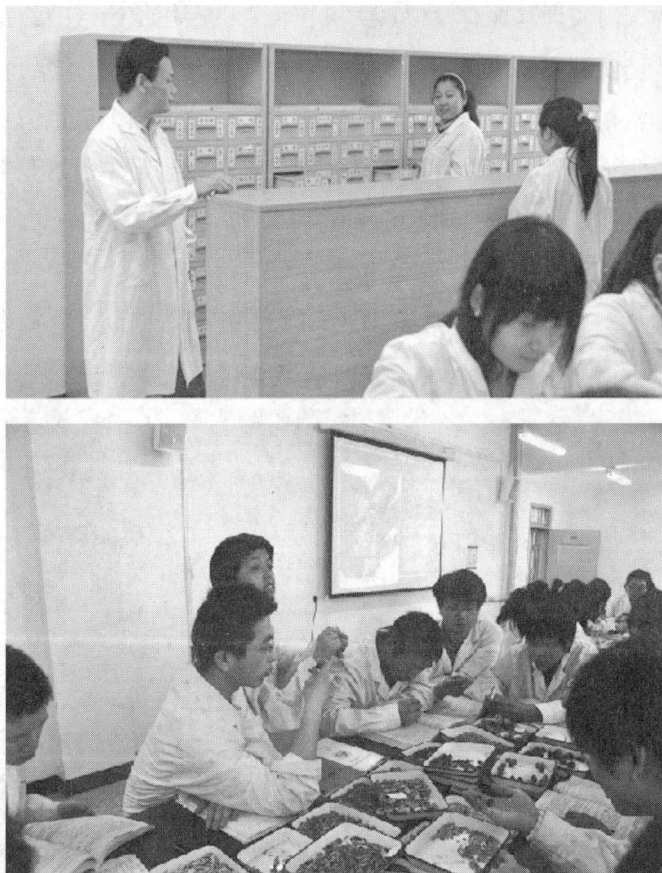

图2-2　中药认药实训室内实训

通过中药认药实训，学生可以掌握中药材、中药饮片性状鉴别的必备理论知识及技能，培养学生"安全用药、质量第一、实事求是"的工作作风，为今后从事中药采购、验收、调剂工作，成为中药购销及中药调剂方面的高素质技能型人才奠定良好的基础。

（三）中药调剂实训室

中药调剂实训室（图2-3、图2-4）主要承担中药调剂技术实训课程的教学任务，在这里可以进行中药饮片处方调配的技能训练；实训室内有

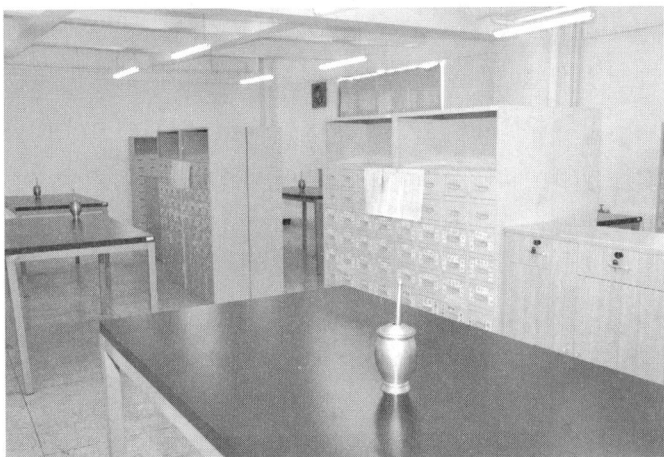

图2-3　中药调剂实训室

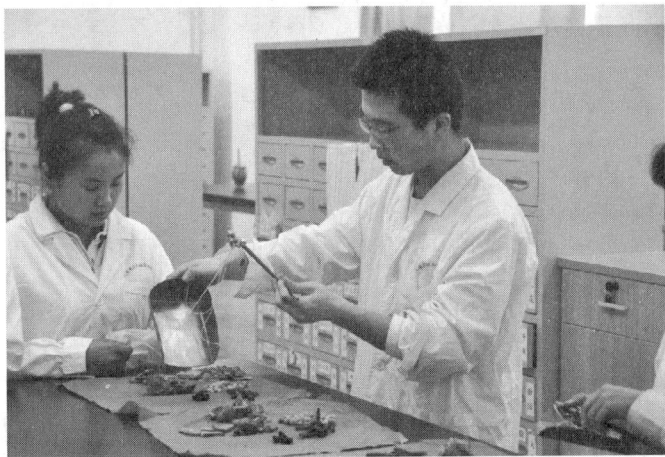

图2-4　中药调剂实训室内进行中药调剂技术课程的实训

240余种常用中药饮片和药斗柜、戥子、冲筒等设备，可同时进行50人的调剂实训教学，并能为学院国家职业技能鉴定所组织的中、高级中药调剂工技能鉴定工作提供服务。

通过中药调剂实训，学生不仅可以掌握中药调剂的必备理论知识及中药饮片调配、中成药配方、临方炮制、汤剂制备等基本操作技能，而且逐步树立"人命攸关"、"尊重患者"、"慎言守密"的职业道德观，培养学生"敬业"、"诚实"、"公平"的工作作风，为今后从事中药调剂工作，成为调剂方面的高素质技能型人才奠定良好的基础。

（四）中药炮制实训室

中药炮制实训室（图2-5）主要承担中药炮制技术实训课程的教学任务。拥有切药设备、炒药机、煅炉等设备，可同时进行50人的传统炮制及现代炮制实训教学，并能为学院国家职业技能鉴定所组织的中、高级中药炮制与配制工技能鉴定工作提供服务。

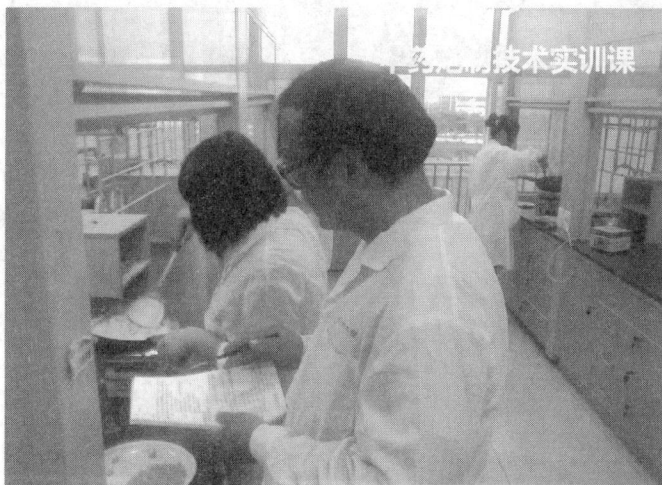

图2-5　中药炮制实训室内进行中药炮制课程的实训

通过中药炮制实训，同学们可以掌握传统中药炮制的基本技能和方法，按照设备的标准操作规程、饮片炮制工艺规程进行规范化操作，进行饮片水分含量、灰分、浸出物等项目的检测。在实训教学环节中，我们在强化基本技能训练的同时，注重培养学生的质量意识，养成严谨的科学态度和规范的操作习惯，以及综合知识的运用能力，为今后从事中药饮片生产和检测工作奠定扎实基础。

(五) 中药制剂实训室

中药制剂实训室（图2-6、图2-7）主要承担现代中药制剂技术实训课程的教学任务。拥有压片机、制粒机、制丸机、包衣机、粉碎机、组织捣碎机、智能溶出仪等设备，可同时进行50人的传统剂型及现代剂型的实训教学，并能为学院国家职业技能鉴定所组织的中、高级中药固体制剂工技能鉴定工作提供服务。

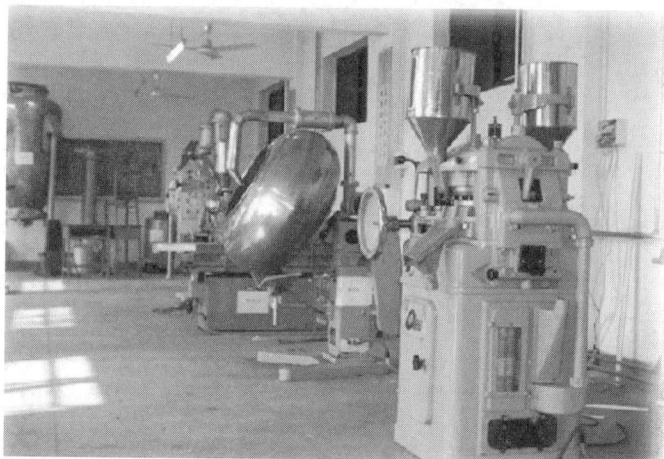

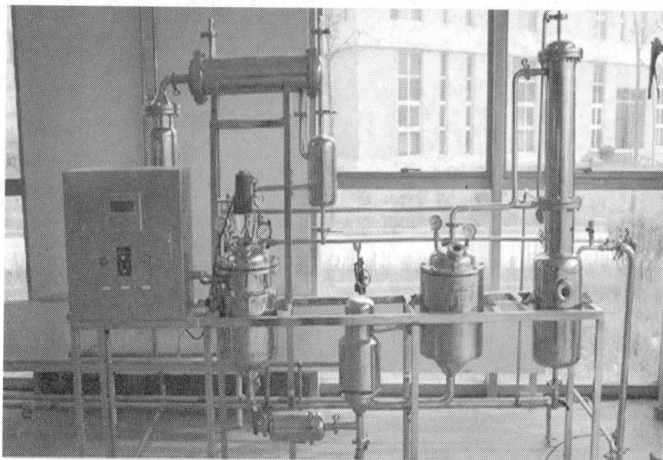

图2-6 中药制剂实训室

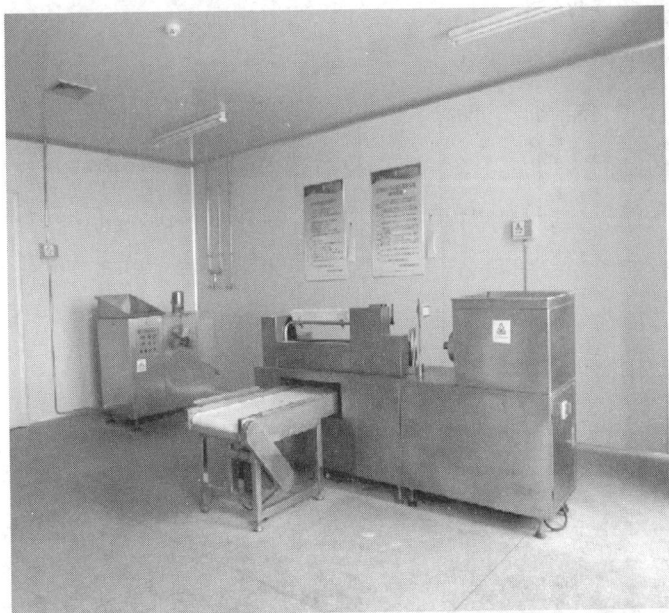

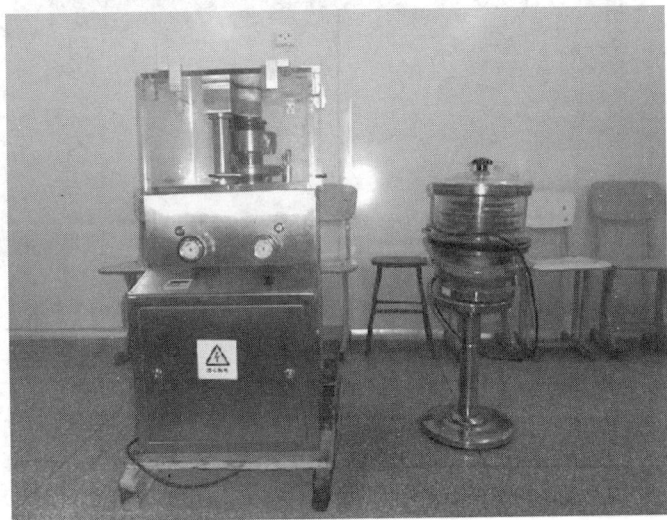

图2-7 中药制剂实训室及设备

　　通过中药制剂实训，同学们可以掌握传统的丸、散、膏、丹的制备技术，还可以掌握现代中药剂型片、胶囊、颗粒剂、滴丸剂、注射剂等制备的基本技能和方法，另外能进行含糖量、相对密度、脆碎度、溶出度等项目的检测。在实训教学环节中，我们在强化基本技能训练的同时，注重培养学生的质量意识，养成严谨的科学态度和规范的操作习惯，以及综合知识的运用能力，为今后从事中药制剂生产和检测工作奠定扎实基础。

（六）中药标本馆

我们的中药标本馆（图2-8）经过几十年来几代教师的共同努力、发展建设、不断积累，现已成为品种多、分类齐全、设置合理、独具特色，集教学、科研、对外交流为一体的多功能综合性标本馆。标本馆内共有常用中药材、中药饮片商品品种2000余种、药用植物蜡叶标本1000余份。标本馆内除常见的中药标本外，还收存了一些名贵、罕见的标本，如麝香、牛黄、穿山甲、梅花鹿、野山参、羚羊角、珍珠、玳瑁等名贵标本。

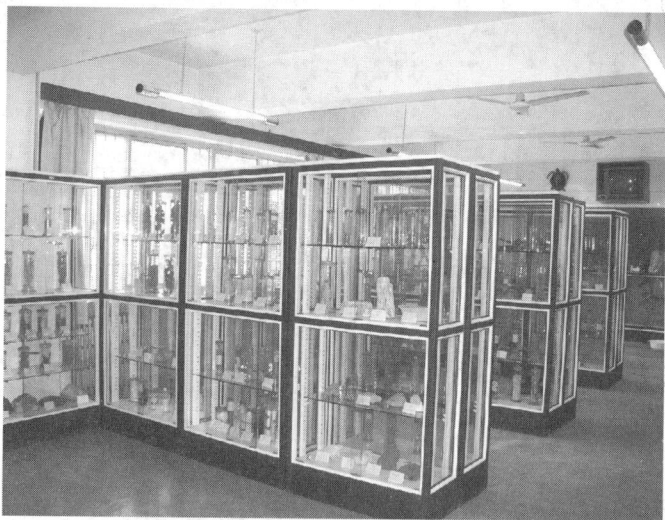

图2-8　中药标本馆

中药标本馆是我院各专业学生重要的教学见习基地，是教学、科研、科普的资料库，是展示我院办学条件的重要窗口单位。近年来不仅是新生入学教育、中药标本的采集与整理、制作的重要场所，还先后接待外宾、行业领导同仁和兄弟院校专家教师参观及学术交流。中药标本馆不仅在中医药教育、科研中起到至关重要的作用，而且在发展中医药事业，扩大中医药国际影响，促进中医药对外学术交流做出了应有的贡献。

（七）药品仓储实训室

药品仓储实训室（图2-9，图2-10）主要承担中药保管与养护实训课程的教学任务。拥有计算机（安装仓储管理系统）、托盘、货品箱、沙盘、各种单证、仓储管理操作系统软件等。在实训室内可进行中药储存与养护的基本知识、基本方法和操作技术，训练最新的中药储存与养护手段，具备维护药品质量，保护药品的使用价值，确保药品在储存过程中的安全和质量的能力。

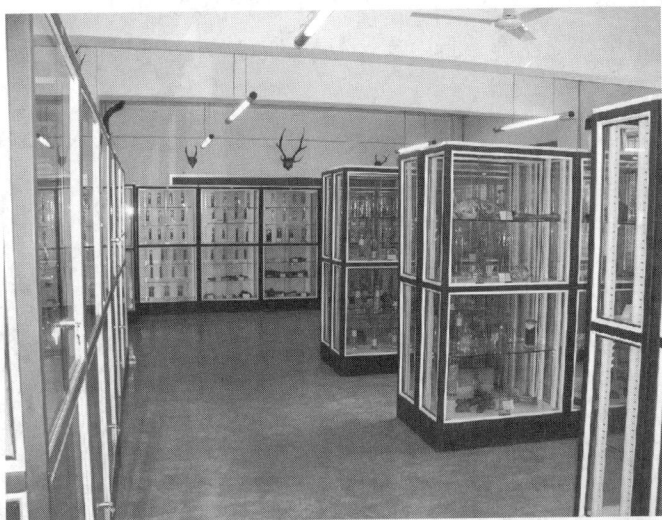

图2-9 中药标本馆

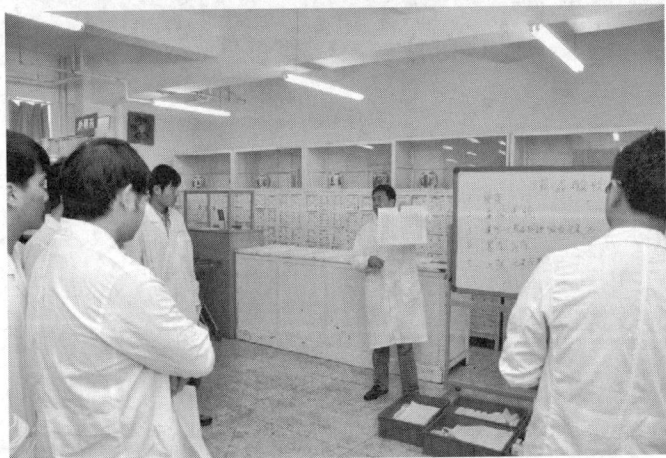

图2-10 药品仓储实训室内进行中药保管养护课程的实训

通过中药储存与养护技能的训练，培养学生的质量意识，养成严谨的科学态度和规范的操作习惯，以及综合知识的运用能力，为今后从事中药保管与养护工作奠定扎实基础。

(八) 模拟药店

模拟药店 (图2-11，图2-11，图2-13) 根据实践教学的要求分为化学药品实训室和中成药调剂实训室。其中中成药调剂室内分为Rx处方药区、OTC非处方药区，配备有中成药药品陈列架和陈列柜台。本实训室主要承担中成药应用技术的实践教学外，还是院内中药与中成药调剂技能大赛的竞技场所，以及学院承担全国职业院校中药调剂高级工的比赛场地。

通过中成药调剂实训，学生不仅可以掌握中成药合理应用的基础知识及中成药配方、中成药荐药等基本操作技能，而且逐步树立"人命攸关"、"尊重患者"的职业道德观，培养学生"敬业"、"诚实"、"严谨"的工作作风，为今后从事中成药销售工作奠定良好的基础。

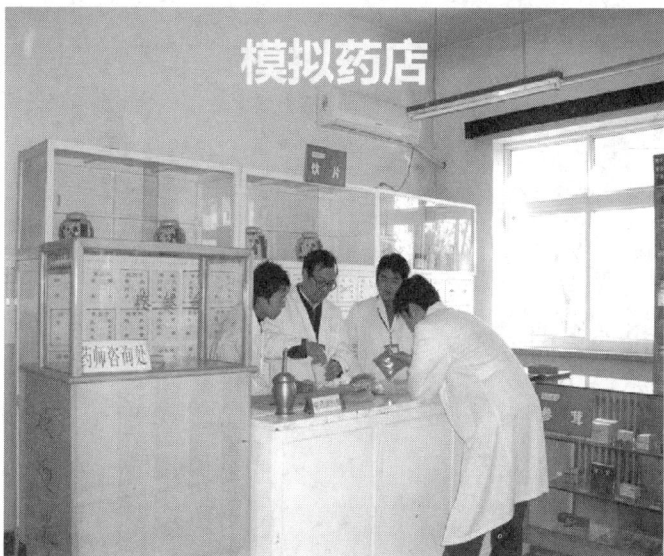

图2-11　同学们在模拟药店内进行中药调剂实训

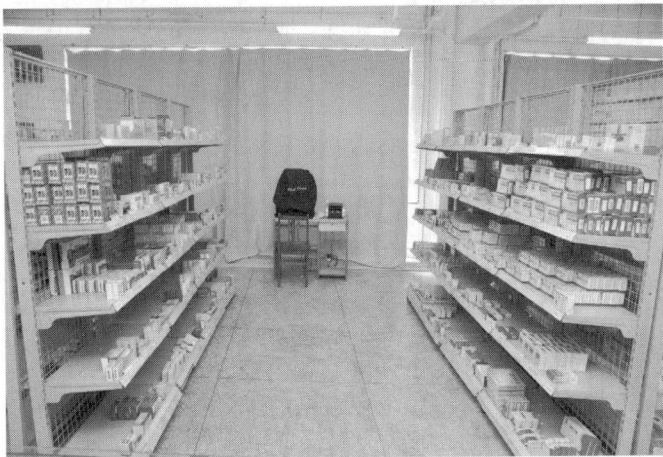

图2-12　模拟药店内的中成药货架

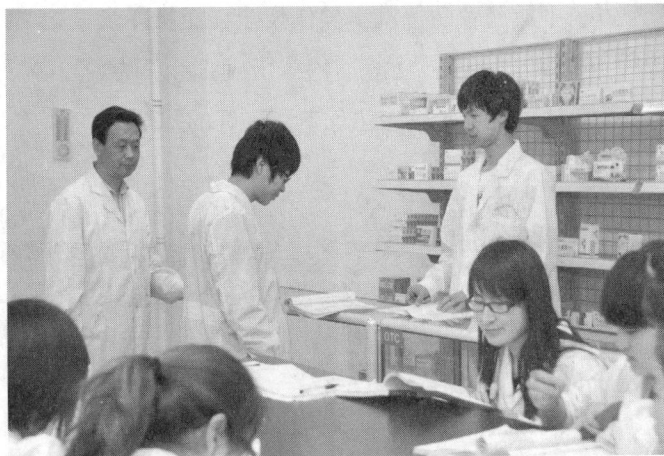

图2-13　同学们在模拟药店内进行中成药应用技术课程的实训

五、校外实训基地

在第五学期我们实行工学交替的教学形式，是在中药专业的校外实训基地内进行。现有的校外实训基地有：天津医药集团敬一堂药业连锁有限公司、天津中新药业集团股份有限公司健民大药房、天津市海王星辰健康药房连锁有限公司、天津蓟县九山顶自然风景区旅游有限公司、天津市中药饮片厂有限公司。学院已与校外实训基地签订协议书，在校外实训基地中完成专业认知实习和顶岗实习任务（图2-14~图2-20）。

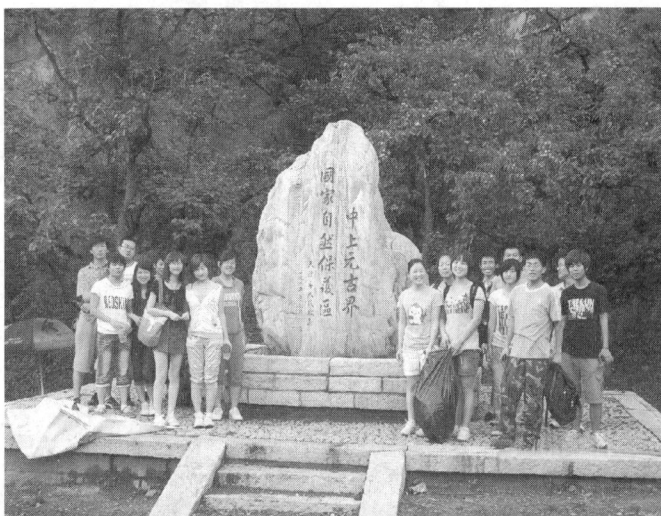

图2-14 中药专业学生在天津蓟县九山顶自然风景区进行药用植物野外实习

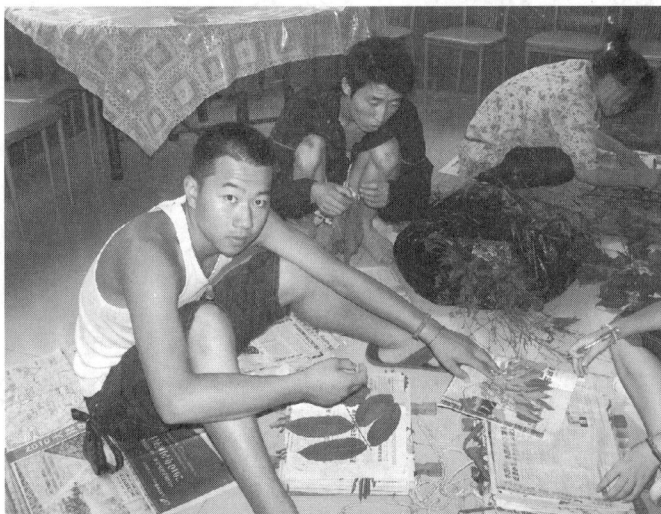

图2-15 药用植物野外实习中同学们在压制药用植物标本

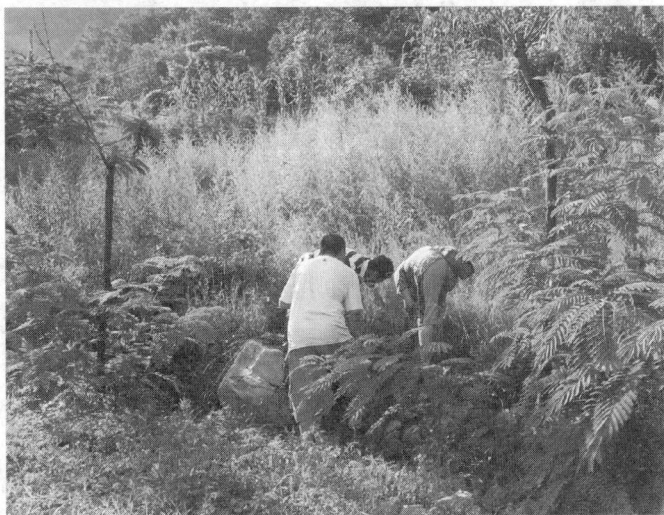

图2-16 药用植物野外实习中同学们在采集标本

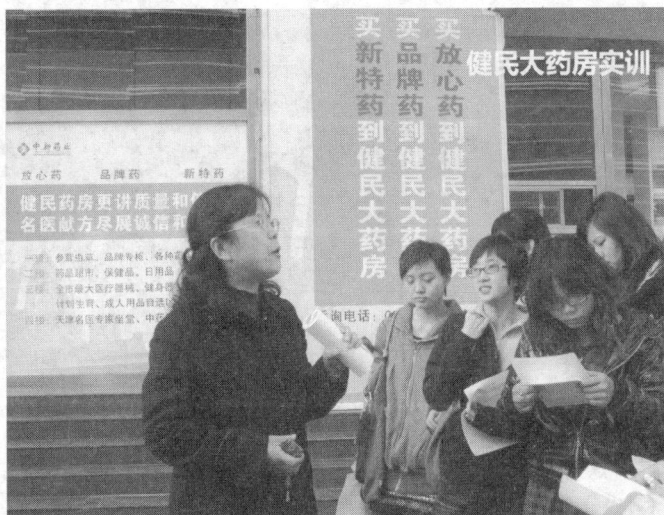

图2-17 中药专业学生在天津中新药业集团健民大药房参观、实训

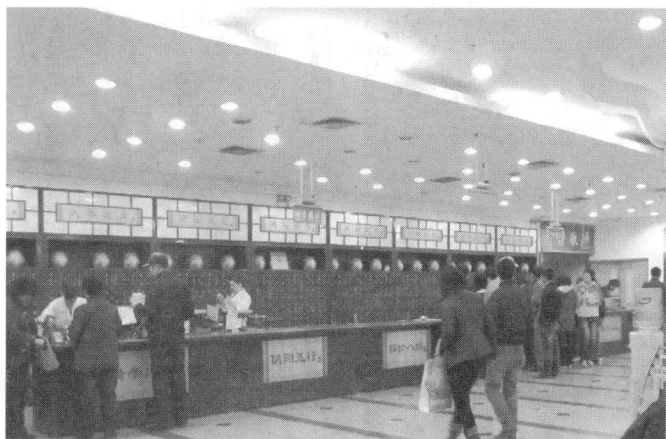

图2-18 中药专业学生在天津中新药业集团健民大药房参观、实训

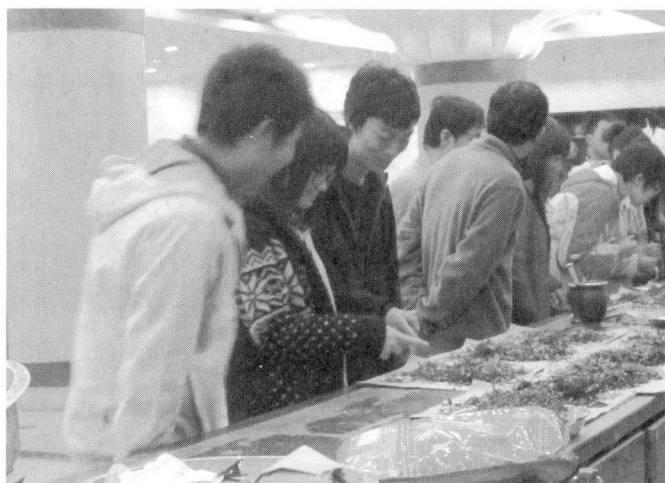

图2-19 中药专业学生在天津中新药业集团健民大药房参观、实训

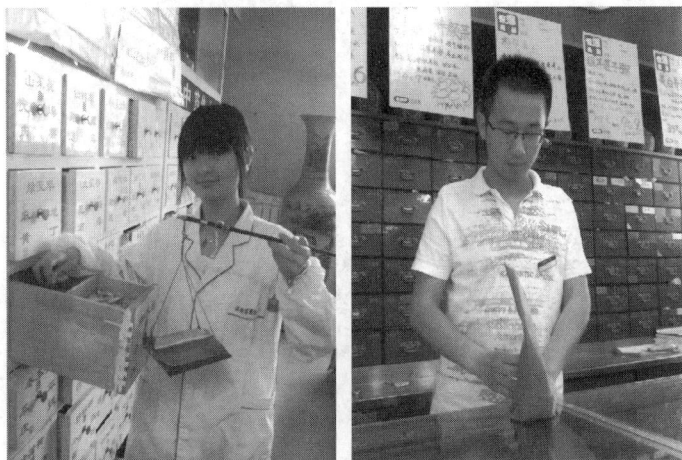

图2-20　中药专业学生在天津医药集团敬一堂药业连锁有限公司药店内实训

模块三 行业好，发展有潜力

任务一 中药产业发展

中药经历了从民间传统用药经验升华为传统医药文化的结晶，又发展成为一门具有较高技术含量的传统医药产业的过程，经过近半个世纪发展，形成了具有相当规模的现代化中药产业，成为中国经济的支柱产业。

现代化的中药产业，包括4大产业部分：以产业化经营和规范化生产（GAP）为特色的中药农业；以统一炮制规范、统一质量标准为特色的中药饮片工业和以现代化制药技术设备与规范化质量管理（GMP）为特色的中成药工业；适合于市场经济的以总代理、总经销和连锁、零售规范化经营管理（GSP）为特色的中药商业；以中药技术创新和信息网络为主要内容的中药知识产业。

一、中药产业的划分与特点

第一产业：也可称为中药农业，以中药材采集、捕猎和栽培、饲养为主要内容，包括对野生药材的引种驯化和抚育管理以及利用现代高科技进行特殊方式的药材生产，还包括部分药材的产地加工业。中药农业是整个中药产业的基础，为中药饮片和中成药工业提供原料，也是医疗卫生和康复保健的物质基础。

第二产业：中药工业，以中药饮片炮制加工、中成药制剂和中药保健品生产为主要内容，并包括中药制药机械、包装材料等相关方面。近几年新发展起来的提取植物药材提取物（中间体）也成为一项重要内容。

中药工业是中药产业化的主体和发展方向。中药制药企业一般分布在城市，尤其以大城市最为发达。中成药生产的特点是按照中医理论和配方原则，以工业化的大生产为特征，生产剂型已多达40多种，品种规格达4000种，并可利用当代医药制药方面的各种先进生产设备和工艺技术，包括生物工程和基因工程技术。

中药饮片加工炮制是为了医疗、配方和制剂的需要，根据中医药理论和药物本身，对中药材进行必要的加工处理，也是将原药材加工制成可供直接服用药品的重要环节。到20世纪90年代，中药加工炮制已经从传统经验型的一门技术上升成为炮制工程科学，饮片的加工炮制生产也发展成为中药工业中的重要方面。

第三产业：中药商业，以药材、饮片、中成药、保健品等市场供应和原料采购为主要内容，还包括中药产业紧密相关的加工、储藏、运输、服务业，也包括中药的出口贸易和合作。

中药商业是联结中药农业与中药工业的桥梁和纽带，也是为国内外工业企业提供原料和经销其产品的重要流通环节。中药商业已经初步发展成为国营、集体和个体等多种经济成分共同并存的格局，打破内、外贸和地域的计划分割，并且完全按照市场经济规律进行商业贸易。其中由国家批准设立的中药材专业批发市场，具有传统商业特色，不仅活跃了中药商业，减少了流通环节，而且带动了当地相关产业的全面发展。

第四产业：知识产业，以技术创新和信息网络为主要内容的新兴产业。这是中药产业建立、成长与开拓新的经济增长点的先导和依托，也是21世纪中药产业发展的方向。信息化、网络化的发展，为中药产品的研究开发和生产销售开辟新的渠道，既可以推动产业和产品结构的调整，也可创造新的财富。中药第四产业的快速发展，在21世纪的知识经济时代里将推动整个中药产业的规范化、规模化、国际化、网络化和现代化，促进中药科研、教育和信息的高水平发展，从而提供高技术含量的新产品和品种。它将逐步发展成为中药产业中最大的产业。

二、中药产业的发展成就

中药农业在改革开放中不断发展。中药材生产（包括进口、野生变为种植或饲养）得到了很大发展，为人民医疗卫生和康复保健提供了比较充裕的药材货源，为中药工业、商业的发展奠定了物质基础，也为当地农民脱贫致富创造了条件。

据全国中药资源普查统计，全国现有药用资源12807种。按来源分为：药用植物11146种，药用动物1581种，药用矿物80种。按使用情况分为：常用中药材1200多种，民族药4000多种，民间药7000多种。在常用药材中，栽培药材200多种，栽培面积40万公顷（600万亩），年产量30万吨，品种约占常用药材的20%，栽培年产量约占年收购总量的40%～50%；野生药材收购品种500多种，年收购量40万吨，品种约占常用药材的80%，年收购量占收购总量的50%～60%。目前全国经营的药材品种1200多种，中药材年收购总值160亿元左右。

中成药、中药饮片和中药制药机械得到了飞速发展。经过建国后50年的发展，特别是改革开放20年的发展，中药工业通过重建和技术改造，已经完成了由前店后坊的手工生产向具有现代化设备仪器和自动化控制的现代化工业的转变，特别是实施GMP认证后的中成药制药企业，更是向世界一流制药企业的方向发展，促进了企业的技术改造和规范化管理，中药产品质量和水平不断得到新的提高。

全国中成药制药企业超过5000家，生产中药的西药厂约1000家，中药保健品厂3000多家。中药工业总产值约为300多亿元，中药保健品300多亿元。

中药饮片工业从无到有，逐步发展壮大。建国初期，中药铺一般是前店配方，后坊进行饮片加工炮制，生产全是手工操作。从1954年中央提出试办中药加工部门的要求开始截至2010年9月底，我国已通过GMP认证的中药饮片生产企业共有891家，国家对50家重点饮片组织技术改造，为饮片加工炮制逐步走向规范化、规模化奠定了基础，生产条件和技术装备得到明显改善，增加了品种，提高了质量，饮片市场供应成方率一直稳定在90%以上。

中药商业向总代理、总经销和连锁经营的方向发展。随着中药商业流通体制改革步伐的加快，一些国有中药经营企业通过建立大型企业集团，实行总代理、总经销、连锁经营等不同方式，积极进行企业组织结构和资本结构重组，统一规范经营行为，增强了企业竞争实力，提高了企业的经济效益。一批具有中医药特色的百年名老药店得到改造，农村中药供应工作得到进一步重视和加强，农村中药供药盲点减少。

中药知识产业正在快速发展。面向21世纪的生物技术与药物开发，将以市场、产品、技术和人才为主体。

中药产业将在21世纪发展成为国家的重要产业。作为发展中的产业，必须有一个比较科学合理的产业结构：以科技为先导，扩大运用细胞工程、基因工程等现代生物技术；以药材为基础，实行集约化、规范化种植与养殖，实现资源可持续利用；以中药制剂为主导，大力推广应用超临界萃取、絮凝分离等先进提取、分离、纯化工艺和技术；以商业为纽带，发展跨国、跨地区的连锁经营网络；以信息网络为手段，开拓发展中药网络销售的新市场。按照科学合理的产业结构，建设产学研结合的知识经济为支柱的现代化、国际化中药集团。

三、中医药大发展的机遇已到来

近百年来，西医西药主宰着世界大部分地区，作为一种存在方式，中医药只是在中国境内处于艰难衍生的状态。但是近10年，越来越多的迹象表明，由于人类在生命科学领域的不断探索，西方对历来持排斥态度的中医药开始刮目相看——美国医学权威机构NIH在1997年设立了传统医学研究基金会；加州大学医学院设立了中医药研究基金；美国国内卫生研究院曾专门为中国的针灸疗法举行听证会，向国会议员介绍这种古老、神奇的银针。

小小银针打开了中医中药进军西方的大门。这种趋向在世界各个角落迅速蔓延。美、欧各国先后制定了植物药法案；加拿大、澳大利亚、瑞士等国家开始对中医药实行立法；俄罗斯等国后来居上，已经为中成药的进入修正药典。

世界范围内服用中草药的人在快速递增，目前30%的美国人，60%的荷兰人、比利时人，74%的英国人服用过草药或接受过中医治疗。伦敦一个城市，仅中医诊所就有2000多家；据世界13个国家的26次调查表明，当地癌症患者接受中医药治疗的人数平均达31.4%；而在旧金山美国人开的诊所里，随处可以看到扶正、清热、祛邪、解表的中成药制剂，它们因为副作用小而备受欢迎。

世界卫生组织对健康的定义，已经从单纯的生物体发展到包括心理和社会环境在内的复合因素组成，而这种观念的突破恰恰与中国传统医药学整体的、辨证的、动态的机理不谋而合。为此，中国科学家认为，中医药学在模糊科学或混沌科学的范畴有其先天的优势。

中医药全球化机遇已经到来。北欧现代自然疗法协会副主席祝国光教授曾为此大为感慨："市场生产力永远是第一推动力。"目前在国际上，人们已经公认，自工业革命以来，植物制剂的投资将是一次最大的机会。国内一些医药企业对当前国外制药企业的动向做了这样的分析：首先，西药筛选、合成的成本越来越高，而且可供筛选的化学成分越来越少；西药的实验周期太长，一般要五至八年时间。相比之下，植物药的研制开发，时间和成本要经济得多。

真正把握未来药物市场内涵的人，会将目光锁定于中药，因为用中医药理论发明新药不失为捷径，一般只需要两三年时间，而效益和市场回报率却要大得多。当前，西方国家不堪医疗费用上涨的重负以及看到合成药物的毒副作用，出现了"回归大自然，采用天然药物"的潮流。西方发达国家依仗现代科学技术的优势，已对传统医药发起大规模的开发行动。德国斯瓦普公司仅一个"EGB761(银杏)"产品，年销售额就可达60亿美元，在2002年已到80亿美元。日本声称要成为世界传统医学的中心，要将汉医学改称为东洋医学。而韩国则对高丽参实行国家专卖，以推行其集中兵力、高价取胜的战略。与此同时，各国在植物药研究方面所表现出来的热情空前高涨，仅德国斯瓦普公司每年用于植物药的研究经费达2000万美元。

美国对滋补品保健市场的政府调控减弱。1994年颁布的《滋补品保健和教育法》规定：允许公司行销滋补保健品，而不必严格遵守非处方药需证明其药效的规定，并且在有效成分、剂量等方面无统一标准。从而，加大了开放市场的力度，缩短了进入美国市场的时间，明显地减少了美国食品和药物管理局对行业进行调控的权力。

在欧洲，存在许多成功销售草药药品的机遇。首先，欧洲是全球最大的中草药市场，占全球草药市场的43%，欧洲市场草药产值为60.2亿美元；其次，国家市场由选定的企业控制，这给欧盟提供了机遇；第三，欧洲进一步推出标准分类准则，这使"注册的中草药药品"的数目在欧洲大幅增加；第四，许多类型的成功产品表明欧洲已接受了中草药。德国和法国是主要的欧洲中草药市场，占整个欧洲中草药市场74%的份额。据统计，德国市场容纳各种各样的药品，而且德国人均在中草药上的支出是最多的。随着新的标准化准则的出台，德国消费者更广泛地接受了中草药的治疗方法。

澳大利亚已开始对中医药立法，预计年内会承认中医药的合法性。这一切为中医药走向世界提供了空前良好的机遇。尽管国际上对中医药需求急剧上升，中国又是中医药传统出口大国，但中医药在国际市场所占份额仅约5%。影响中医药国际市场份额的因素很多，除了东西方文化差异之外，主要原因是中药科技含量低，多数中药材没有产地、主要成分含量及采收时间等标记，而且有些药材农药残留量过多；多数中成药没有安全性、质量可控性和有效性方面完整的科学数据，加之剂型、包装落后，难以进入世界医药市场，甚至1996年以来中药出口还有下降趋势。与此同时，各国都在投入巨资开发中药，近年"洋中药"进口与日俱增，几乎与中国出口中成药相等。因此，中医药面临严峻挑战，但同样也存在机遇和挑战。

首先，中医药学是中华文明瑰宝之一，具有五千年的悠久历史，拥有许多珍贵的古代验方，目前我们对植物药的认识和科研能力领先国外三到五年。

其次，中药的开发首先是从人体开始的，经过几千年、几百年的临床使用，经过自然筛选，其药效已得到了充分的证明，然后在此基础上再进行分子和动物实验。这与西药恰恰相反，西药是从数以万计的化合物中选择，从分子、动物，再到人体进行实验，这种科研方式必将造成成功概率低、费用大的结果。

第三，中药来自于天然植物或动物，把人体作为一个整体进行治疗，经过几千年的临床使用，反复筛选，毒副作用小，而西药是对细胞进行治疗的，毒副作用大。

第四，中药对一些老年疾病、慢性病（如糖尿病、冠心病、关节炎）有很好的疗效，而西药目前对这些病却束手无策。根据美国医学机构调查，49%的疾病西药无法治疗，20%左右的病人因服用西药出现毒副作用而停药。

第五，随着"回归大自然"的呼声日益高涨，人们渴望采取温和的保健、治疗方式，在这方面中药能满足人们的需求。中药的许多处方都可以起到滋身养性的作用，是健康食品的良好配方。

总之，中华民族中药业的优势大于其劣势，我们不能坐吃山空，将中华民族留给我们的瑰宝一点一点地吃掉，还应该推陈出新，古为今用，让中药事业加快发展，为人类健康做出应有的贡献。

任务二 认识古今中药商业的龙头企业

一、中药史上第一家官办的药店——宋代的"官药局"

建于我国宋代（1076年）京都汴梁（今河南开封）的第一个"官药局"，是我国也是世界上最早开办的国家药局，当时叫做"熟药所"，也称"卖药所"。

"官药局"由政府经营，主要出售丸、散、膏、丹等中成药。由于中成药具有服用方便、携带容易、易于保存等特点，深受广大医生和病人的欢迎。因此，这种"卖药所"发展很快，逐渐扩展到全国各州县，甚至边疆镇寨。如淮南、淮西、襄阳、四川、陕西地均有设立。"卖药所"的名称也相继改为"医药惠民局"、"医药和剂局"。

宋代"官药局"的组织机构是相当完整的，设有专门人员来监督成药的制造和出售，由专人管理药材的收购及检验，以保证药品的质量。此外，还有人专门从事药物炮制配伍的研究工作，在总结前人制药经验的基础上，不断改进和提高制药方法和技术，使宋代配制中成药的技术达到了空前的水平。当时的药局内，还建立了很多制度，如规定夜间要轮流值班，遇到有急病不立即卖药材，要给予"杖一百"的处罚，对陈损旧药要即时毁弃等等。

宋代"官药局"的设立，对我国中成药的发展起到了很大的推动作用。它所创制的许多有名中成药，诸如苏合香丸、紫雪丹、至宝丹等，经过700多年的医疗实践检验，迄今仍具有良好的治疗效果。

二、"北有同仁堂、南有庆余堂"

在中国虽然有数不清的大大小小的中药号，但最有名的被大家公认的只有"两家半"——北京的同仁堂算一家，杭州的胡庆余堂算一家，广东的陈李济算半家。胡庆余堂和同仁堂并称为中国著名的南北两家国药老店。

北京同仁堂是中药行业著名的老字号，创建于清康熙八年（1669年），自雍正元年（1723年）正式供奉清皇宫御药房用药，历经八代皇帝，长达188年。同仁堂是祖国传统中医药文化的继承者，中医药理论是祖国传统中医药文化的精髓，它吸收了中国古典哲学和儒家、道家思想的精华，特别强调"天人合一"，"辨证论治"的理念。同仁堂自创立伊始，就是在中医理论指导下生产和使用中药，收集并研制有效方剂，在实践中不断创新与提高，至清末同仁堂有文字记载的中成药已多达近五百种，以医带药的模式传承至今。供奉御药使同仁堂中医药文化独具特色。在供奉御药期间同仁堂以身家性命担保药品质量，采用最高标准的宫廷制药技术，磨练出诚实守信的制药道德。历代同仁堂人恪守"炮制虽繁必不敢省人工品味虽贵必不敢减物力"的传统古训，树立"修合无人见，存心有天知"的自律意识，确保了同仁堂金字招牌的长盛不衰。其产品以"配方独特、选料上乘、工艺精湛、疗效显著"而享誉海内外。此古训是在康熙四十五年（1706年）乐凤鸣所著《同仁堂乐氏世代祖传丸散膏丹下料配方》一书的序言中提出的。意即在制药过程中绝对不可偷工减料。要严格按照工艺规范，达到配方独特，选料上乘，工艺精湛，疗效显著的目的。

杭州胡庆余堂国药号又名胡庆馀堂。胡庆余堂是清同治十三年（1874年），由晚清"红顶商人"胡雪岩集巨匠、摹江南庭院风格耗白银三十万两于1874年创立。胡庆余堂承南宋太平惠民和剂局方，广纳名医传统良方，精心调制庆余丸、散、膏、丹，济世宁人，因药效显著，被誉为"江南药王"。一直到今天仍为中外人士所喜用。

创业伊始，胡雪岩即在营业大厅门楣上镌刻上"是乃仁术"四个大字。它表达了胡庆余堂创办药业是为了济世、广济于人。这四个字出自《孟子·梁惠王上》："医者，是乃仁术也。"更反映了当时就有难能可贵的诚实守信和治病救人的仁义。数百年来胡庆余堂一直铭记这一祖训。国药号大厅内高悬"真不二价"金字匾额，胡庆余堂制药遵守祖训："采办务真，修制务精"，所生产药品质量上乘，所以在竞争上提倡货真价实，"真不二价"。

（摘自：中国药店网http://www.zgyd.org/html/ph2011/01.htm）

三、2011~2012年度药店百强排行榜

排序	公司名称	2011年销售额(万元)
1	国药控股国大药房有限公司	372000
2	重庆桐君阁大药房连锁有限责任公司	369000
3	广东大参林连锁药店有限公司	367000
4	※老百姓大药房连锁股份有限公司	366000
5	中国海王星辰连锁药店有限公司(含持股的健之佳门店488家)	362000
6	湖北同济堂药房有限公司	287885
7	重庆和平药房连锁有限责任公司	285000
8	成大方圆医药连锁投资有限公司	260000
9	云南鸿翔一心堂药业(集团)股份有限公司	258400
10	上海华氏大药房有限公司	249677.07
11	※益丰大药房连锁股份有限公司	195000
12	哈尔滨人民同泰医药连锁店	173485
13	云南东骏药业有限公司	160000
14	深圳中联大药房控股有限公司	116000
15	云南健之佳健康连锁店股份有限公司	113000
16	西安怡康医药连锁有限责任公司	108875.6
17	吉林大药房药业股份有限公司	108000
18	甘肃众友健康医药股份有限公司	105000
18	沈阳东北大药房连锁有限公司	105000
20	好药师大药房连锁有限公司	99500
21	深圳市南北药行连锁有限公司	96000
22	哈尔滨宝丰医药连锁有限公司	90767
23	武汉马应龙大药房连锁有限公司	87158.97
24	四川德仁堂药业连锁有限公司	86421.8

续表

排序	公司名称	2011 年销售额(万元)
25	南京国药医药有限公司	85396.2
26	广东本草药业连锁有限公司	78299
27	※上海第一医药股份有限公司(医药零售)	76485.48
28	北京金象大药房连锁有限责任公司	71000
29	江西黄庆仁栈华氏大药房有限公司	63500
30	济南漱玉平民大药房有限公司	62000
31	安徽丰原大药房连锁有限公司	61108.05
32	北京医保全新大药房有限责任公司	58656
33	惠州市大川药业连锁有限公司	53000
34	贵州芝林大药房零售连锁有限公司	52835
35	上海复美益星大药房连锁有限公司	52573.29
36	河南张仲景大药房股份有限公司	52488
37	重庆康济(鑫斛)药房连锁有限公司	52000
38	湖南怀化怀仁大药房连锁有限公司	51357
39	广州健民医药连锁有限公司	49200
40	海南广安堂药品超市连锁经营有限公司	48000
41	上海童涵春堂药业连锁经营有限公司	45248.9
42	贵州一树连锁药业有限公司	45000
43	深圳市万泽医药连锁有限公司	44000
44	石家庄新兴药业连锁有限公司	42059.21
45	辽宁天士力大药房连锁有限公司	40800
46	先声再康江苏药业有限公司	40180
47	唐山市唐人医药商场有限公司	38990
48	湖南千金大药房连锁有限公司	38600
49	辽宁奇运生大药房连锁有限公司	38588
50	天津医药集团敬一堂连锁股份有限公司	38500
51	吉林省永新大药房连锁有限公司	38095.44
52	北京京卫元华医药科技有限公司	35934.21
53	石家庄乐仁堂医药连锁有限责任公司	35000

排序	公司名称	2011 年销售额(万元)
53	山东燕喜堂医药连锁有限公司	35000
55	张家口市华佗药房连锁有限公司	34000
56	广东金康药房连锁有限公司	33600
57	广州采芝林药业连锁店	33337.789
58	北京德威治医药连锁有限责任公司	33000
59	特格尔(集团)医药股份有限公司(零售连锁)	31900
60	北京同仁堂商业投资集团有限公司同仁堂药店	31173
61	广州二天堂大药房连锁有限公司	31000
62	赤峰雷蒙大药房连锁有限公司	30850
63	兰州惠仁堂药业连锁有限责任公司	30500
64	常州市恒泰医药连锁有限公司	30476
65	黑龙江泰华医药连锁销售有限公司	30410
66	山东立健医药城连锁有限公司	30122
67	南京医药合肥大药房连锁有限公司	30000
67	新疆普济堂医药零售连锁有限公司	30000
67	青岛医保城药品连锁有限公司	30000
70	青海新绿洲医药连锁有限公司	29845
71	江苏大众医药连锁有限公司	28580
72	山西益源大药房连锁有限责任公司	26340
73	浙江震元医药连锁有限公司	26158.38
74	北京好得快医药有限公司	26100
75	常州中诚医药连锁有限公司	25818.8
76	江西省萍乡市昌盛大药房连锁有限公司	25755
77	上海余天成药业连锁有限公司	25740.3
78	苏州礼安医药连锁总店有限公司	25607
79	贵州吉大夫药房连锁有限公司	24950
80	徐州市广济连锁药店有限公司	24109
81	湖南九芝堂零售连锁有限公司	23645
82	中山市中智大药房连锁有限公司	22927

续表

排序	公司名称	2011 年销售额(万元)
83	※北京嘉事堂连锁药店有限责任公司	22625.71
84	赤峰荣济堂大药房连锁有限公司	21825
85	烟台中医世家医药连锁有限公司	21150
86	盘锦天益堂大药房医药连锁有限公司	20000
86	滁州市百姓缘药品零售连锁有限公司	20000
88	珠海市嘉宝华健康药房连锁股份有限公司	19000
89	宜兴市天健医药连锁有限公司	18513.19
90	宁波彩虹大药房有限公司	18362
91	新乡市佐今明大药房连锁有限责任公司	18300
92	陕西众信医药超市有限公司	17800
92	黑龙江华辰大药房连锁有限公司	17800
94	西安泰生医药连锁有限公司	16800
95	陕西省榆林市广济堂医药科技有限责任公司	16000
95	新疆康泰东方医药连锁有限公司	16000
95	重庆市万和药房连锁有限公司	16000
98	山西亨通医药连锁有限公司	15753
99	山东康通华泰医药连锁有限公司	15696
100	赤峰人川大药房连锁有限公司	15663

注:1. 加"※"标的为因资本市场限制或其他因素未能在本刊截稿时主动提供相关数据的企业。

2. 老百姓大药房连锁股份有限公司的销售额系据媒体公开报道"36.6 亿元",仅供参考。

3. 益丰大药房连锁股份有限公司的销售额系根据其官网发布的董事长高毅新年祝辞中"销售连续七年保持 30%以上的增长",并结合 2010 年销售约为 15 亿元估算而来,仅供参考。

4. 上海第一医药股份有限公司医药零售部分数据为本刊截稿前估计值。而其 3 月 30 日发布的 2011 年报显示,其总营业收入 126832.71 万元,其中医药零售板块收入为 73844.73 万元。

5. 北京嘉事堂连锁药店有限责任公司数据为本刊截稿前估计值。而其母公司嘉事堂药业股份有限公司 3 月 30 日发布的 2011 年报显示,其总营业收入 180138.02 万元,其中医药零售 14580.23 万元。

四、2011~2012 年度中国药店百强排行榜（单店销售额）

排名	单店名称	销售额 （万元）	营业面积 （平方米）
1	北京同仁堂集团同仁堂药店	31173	3786.7
2	重庆西部医药商城储奇门店	17200	4200
3	苏州市粤海大药房有限公司	14168	1350
4	四川德仁堂药业成都同仁堂总店	11810.6	2200
5	上海童涵春堂总店	11385	1100
6	浙江震元医药震元堂药店	10578.27	1225
7	上海余天成药业余天成堂药号	10289.96	5500
8	北京西单金象大药房	7600	700
9	四川太极大药房旗舰店	7215	1053.9
10	北京医保全新大药房安定门店	6759	800
11	天津桐君阁大药房和平路店	6500	650
12	山西益源大药房众利分店	6377.82	900
13	杭州萧山西门药店	6200	1500
14	新疆康泰东方医药深圳城大药房	5500	2300
15	吉林省中东医药大市场店	5200	1200
16	唐山市唐人医药新华道店	4838	600
17	西安怡康总部医药超市	4800	460
17	南京医药合肥大药房	4800	600
19	昆山双鹤同德堂药店	4697	700
20	重庆桐君阁康平大药房	4555	300
21	上海华氏华山店	4535	98
22	云南东骏大观连锁店	4500	1200
23	吉林大药房红旗街连锁店	4465.75	810
24	济南漱玉平民洪楼店	4400	240
25	重庆西部医药商城杨家坪店	4300	1900

续表

排名	单店名称	销售额（万元）	营业面积（平方米）
26	黑龙江泰华医药泰华大药房	4282	2000
27	贵州芝林都司路店	4270	728
28	西藏阜康拉萨大药房	4200	900
29	新疆康泰东方西单大药房	4080	1100
30	济南漱玉平民西门店	4000	660
31	苏州礼安医药大厦	3936	550
32	榆林广济堂中心店	3855	650
33	西藏阜康阜康医药超市	3800	750
34	重庆桐君阁龙康国药店	3745.2	450
35	宜兴市天健医药商场	3709	400
36	上海童涵春堂国药号	3680	300
37	上海童涵春堂昌里店	3625	850
38	徐州市广济连锁古彭药店	3515.8	282
39	重庆太极大药房	3434	670
40	吉林大药房重庆路连锁店	3287.65	1200
41	江苏大众快康大药房	3258	600
42	黑龙江华辰大药房北林店	3119	673
43	开封市百氏康医药百氏康大药房	3100	1100
44	上海华氏杨浦店	3000	2000
44	济南漱玉平民工人新村店	3000	260
46	吉林大药房二道连锁店	2999.97	300
47	辽宁天士力大药房本溪旗舰店	2930	700
48	徐州市广济连锁广济堂药店	2893.2	628
49	新乡市佐今明二十八部	2825	550
50	唐山市唐人医药港城店	2779	480

续表

排名	单店名称	销售额 （万元）	营业面积 （平方米）
51	黑龙江泰华医药海伦泰华大药房	2770	350
52	上海童涵春堂大药房	2750	300
53	江苏大众致和堂店	2730	350
54	山东利民大药店旗舰店	2700	650
55	河南国大药房中心店	2600	1000
56	河南美锐药品城	2400	550
57	黑龙江泰华医药康泰乐队	2295	240
58	吉林省永新大药房红旗街店	2272	260
59	常州中诚百年金龟大药房	2240	410
60	天津医药集团敬一堂总店	2200	200
61	安徽丰原蚌埠淮河路店	2136.02	870
62	吉林大药房同志街连锁店	2124.15	530
63	西藏阜康医药西郊店	2100	800
63	四川天诚绵阳桐君阁大药房	2100	625
63	济南漱玉平民槐苑店	2100	190
66	上海华氏中心店	2074.49	102
67	陕西众信医药超市大雁塔店	2060	468
68	新疆普济堂乌鲁木齐华夏店	2000	300
69	徐州市广济矿大药店	1959.8	256
70	上海童涵春堂浦三店	1955	150
71	山东康通华泰一店	1950	1200
72	常德九芝堂吉春堂药店	1909	800
73	重庆桐君阁益寿堂	1901	300
74	浙江震元医药上虞健康药店	1879.8	660
75	唐山市唐人医药西山口店	1805.69	850

续表

排名	单店名称	销售额（万元）	营业面积（平方米）
75	唐山市唐人医药远洋城店	1805.69	150
77	烟台中医世家药品超市	1800	1200
77	济宁新华鲁抗古槐药店	1800	1000
77	吉林省永新桂林路店	1800	439
87	南京医药合肥大药房长江大药房	1800	750
81	西安泰生高新店	1764	400
82	重庆桐君阁庆余堂	1750	700
83	湖南九芝堂药铺	1733	950
84	山西临汾竹林解放路店	1713.8	600
85	黑龙江华辰大药房中心店	1707.6	466
86	吉林大药房大世界连锁店	1704.83	3000
87	重庆西部医药商城沙坪坝店	1700	1825
88	上海华氏上海雷允上连锁平顺店	1693.38	1000
89	石家庄新兴药房一店	1651.5	130
90	广东金康车陂店	1613	400
91	新疆康宁医药库尔勒人民西路店	1605	586
91	山东燕喜堂文登天福一店	1600	340
93	张家口市华佗药房健康超市店	1600	500
94	上海华氏上海雷允上连锁兰坪店	1580	275
95	山东利民大药房总店	1572	500
96	黑龙江华辰大药房人和店	1565.4	149
97	江西昌盛大药房萍乡商城店	1533	240
98	山东立健医药城旗舰店	1500	2000
98	新疆康泰东方医药大十字大药房	1500	1100
100	广东金康药房德胜店	1491	1000

五、2011~2012年度中国药店百强排行榜（直营店数量）

排序	公司名称	直营	加盟	分店数量	医保定点药店	分布城市
1	中国海王星辰连锁药店有限公司	2883	0	2883	—	深圳、广州、大连、上海、杭州、苏州、宁波、成都、青岛、潍坊、昆明、天津等
2	国药控股国大药房有限公司	2000	0	2000	—	北京、上海、天津、银川、广州、深圳等
3	重庆和平药房连锁有限责任公司	1800	720	2520	—	重庆市, 四川省, 贵州省
4	哈尔滨宝丰医药连锁有限公司	1604	0	1604	1512	黑龙江省、上海市和南京市
5	云南鸿翔一心堂药业(集团)股份有限公司	1505	0	1505	993	云南省16个州市的123个市县, 广西12个地级市的32个市县, 四川省攀枝花、自贡、内江、西昌、米易、盐边、资津、辽中等市县, 贵州省兴义、兴仁, 山西省太原市, 重庆市北部新区、渝北区、江北区、南川区等四个区
6	重庆桐君阁大药房连锁有限责任公司	1172	6454	7626	1645	重庆市各区, 四川省成都、德阳、自贡、泸州、广元、南充、西昌、攀枝花、绵阳、江油、安县等, 以及天津市和平、河西区
7	广东大参林连锁药店有限公司	1100	0	1100	—	广东、广西、福建、江西、浙江、河南等
8	云南健之佳健康连锁店股份有限公司	800	0	800	430	云南省12个地市州, 四川省5个地市, 重庆市, 南宁市

续表

排序	公司名称	直营	加盟	分店数量	医保定点药店	分布城市
9	成大方圆医药连锁投资有限公司	658	170	828	631	辽宁省14个地区,吉林省长春和吉林,内蒙古自治区赤峰市
10	江西黄庆仁栈华氏大药房有限公司	616	0	616	—	—
11	※老百姓大药房连锁股份有限公司	600	0	600	—	全国70多个大中城市
12	深圳中联大药房控股有限公司	560	0	560	192	广东省,湖北省,四川省,重庆市、福建省,浙江省,北京市、上海市、南京市,海口市,贵阳市,南宁市等
13	上海华氏大药房有限公司	470	301	771	188	上海市、安徽省黄山市,贵州省贵阳市,浙江省宁波市、嘉兴市,江苏省南通市
14	※益丰大药房连锁股份有限公司	463	0	463	—	湖南、湖北、江苏、上海等
15	四川德仁堂药业连锁有限公司	447	328	775	332	四川省成都、德阳、内江、南充、泸州、雅安、简阳等地市
16	吉林大药房药业股份有限公司	392	0	392	156	吉林省
17	云南东骏药业有限公司	380	1850	2230	1220	云南省各州、市、县、乡镇
18	甘肃众友健康医药股份有限公司	355	11	366	185	甘肃省,新疆自治区,陕西省,宁夏自治区
19	哈尔滨人民同泰医药连锁店	346	0	346	—	黑龙江省
20	西安怡康医药连锁有限责任公司	335	199	534	235	陕西省

排序	公司名称	直营	加盟	分店数量	医保定点药店	分布城市
21	深圳市万泽医药连锁有限公司	318	5	318	99	广东省深圳、东莞、广州、中山、珠海等
22	辽宁奇运生大药房连锁有限公司	306	0	306	202	辽宁省大连、沈阳、鞍山、朝阳,贵州遵义、余庆,吉林省通化市
23	安徽丰原大药房连锁有限公司	300	0	300	141	安徽省
24	赤峰荣济堂大药房连锁有限公司	290	0	290	168	—
25	沈阳东北大药房连锁有限公司	230	0	230	—	辽宁省,内蒙古自治区,天津市
26	湖北同济堂药房有限公司	221	4471	4692	896	湖北、江苏、安徽、重庆、广东、福建、浙江
27	好药师大药房连锁有限公司	215	672	887	74	湖北武汉、荆州,上海,安徽芜湖,河南郑州,山东济南,北京,福州,南京,乌鲁木齐
28	河南张仲景大药房股份有限公司	210	0	210	191	河南省
29	南京国药医药有限公司	197	132	329	—	南京、徐州、淮安、盐城、南通、昆山、苏州等
30	贵州一树连锁药业有限公司	196	6	202	143	贵州省内贵阳,遵义,安顺,兴义,都匀,水城
30	山东立健医药城连锁有限公司	196	0	196	91	烟台、济南、潍坊、临沂、威海
32	惠州市大川药业连锁有限公司	189	483	672	—	广东省东莞市、深圳市、惠州市
33	重庆市万和药房连锁有限公司	185	0	185	—	—

续表

排序	公司名称	直营	加盟	分店数量	医保定点药店	分布城市
34	山东燕喜堂医药连锁有限公司	180	0	180	165	山东省威海市、烟台市
35	湖南千金大药房连锁有限公司	170	185	355	273	湖南省长沙市、株洲市、湘潭市、郴州市、岳阳市、益阳市等，广东省
36	石家庄新兴药房连锁有限公司	162	0	162	108	河北省石家庄、张家口、沧州、唐山，北京市
37	辽宁天士力大药房连锁有限公司	162	64	226	–	辽宁省沈阳、大连、鞍山、抚顺、本溪、丹东、锦州、铁岭、朝阳、阜新，吉林省长春市，天津市
38	中山市中智大药房连锁有限公司	161	0	161	63	中山市
39	苏州健生源医药连锁总店	160	0	160	100	–
40	新疆普济堂医药零售连锁有限公司	157	0	157	120	新疆乌鲁木齐、昌吉、米泉、石河子、库尔勒、阿克苏、喀什等地
41	广州二天堂大药房连锁有限公司	155	56	211	60	广东省
42	湖南怀化怀仁大药房连锁有限公司	152	156	288	122	湖南、贵州、浙江
43	济南漱玉平民大药房有限公司	150	0	150	60	济南、泰安、聊城
44	先声再康江苏药业有限公司	140	0	140	30	江苏省
45	盘锦天益堂大药房医药连锁有限公司	138	0	138	100	辽宁省内6个市县

排序	公司名称	直营	加盟	分店数量	医保定点药店	分布城市
46	江西省萍乡市昌盛大药房连锁有限公司	127	35	162	68	江西省萍乡、南昌、九江、新宇、吉安、上饶、鹰潭、宜春
47	吉林省永新大药房连锁有限公司	120	0	120	95	吉林省长春地区、白山地区、九台地区,天津等
48	赤峰人川大药房连锁有限公司	120	0	120	100	内蒙古赤峰市
49	天津医药集团敬一堂连锁股份有限公司	119	47	166	35	天津市区及周边县区
50	江苏大众医药连锁有限公司	116	3	119	62	江苏省无锡、常州、镇江、苏州,安徽省淮南、蚌埠
51	上海复美益星大药房连锁有限公司	114	377	491	40	上海市
52	武汉马应龙大药房连锁有限公司	112	0	112	71	湖北省
53	山西益源大药房连锁有限责任公司	110	4	114	–	–
54	常州中诚医药连锁有限公司	108	10	118	43	常州、武进、金坛
54	贵州吉大夫药房连锁有限公司	108	102	210	119	贵州省黔东南各市县,都匀、安顺、福泉、贵阳
56	北京金象大药房连锁有限责任公司	101	214	315	12	北京、河北、天津、内蒙古、四川、山西、山东等
56	珠海市嘉宝华健康药房连锁股份有限公司	101	0	101	68	广东省珠海、中山、东莞

续表

排序	公司名称	直营	加盟	分店数量	医保定点药店	分布城市
58	厦门鹭燕大药房有限公司	96	0	96	40	–
58	辽宁福缘堂大药房连锁有限公司	96	41	137	40	辽宁省鞍山、营口、辽阳
60	新乡市佐今明大药房连锁有限责任公司	93	0	93	22	河南省
61	张家口市华佗药房连锁有限公司	92	92	92	50	河北省张家口、唐山、廊坊，北京市
62	贵州芝林大药房零售连锁有限公司	91	62	153	72	贵州省贵阳、遵义、六盘水、安顺、毕节、兴义、都匀、凯里、贞丰、金沙、仁怀、大方
63	常州市恒泰医药连锁有限公司	90	4	94	40	常州、江阴、金坛
64	烟台中医世家医药连锁有限公司	89	50	139	72	山东省烟台市及各县市
65	山东利民大药房连锁有限公司	88	0	88	80	聊城
66	黑龙江泰华医药连锁销售有限公司	84	0	84	–	哈尔滨、牡丹江、黑河、海伦、安达
66	宜兴市天健医药连锁有限公司	84	0	84	56	浙江省宜兴市
68	深圳市南北药行连锁有限公司	80	389	469	36	
69	山东益寿堂药业有限公司	78	1	79	49	山东省莱芜市、济南市
69	新疆康宁医药连锁有限责任公司	78	0	78	42	新疆库尔勒、阿勒苏、喀什

续表

排序	公司名称	直营	加盟	分店数量	医保定点药店	分布城市
71	唐山市唐人医药商场有限公司	77	0	77	73	河北省
72	广东金康药房连锁有限公司	72	0	72	36	广东省广州、深圳、东莞、佛山、中山、珠海、茂名、揭阳,广西南宁市
72	浙江震元医药连锁有限公司	72	3	75	36	浙江省绍兴市全境、宁波市、杭州市
72	连云港康济大药房连锁有限公司	72	34	106	38	江苏省连云港市
75	海南广安堂药品超市连锁经营有限公司	71	29	100	–	海南省
76	广东本草药业连锁有限公司	70	1232	1302	20	广东省广州、佛山、中山、东莞、深圳等
76	石家庄乐仁堂医药连锁有限责任公司	70	0	70	–	河北省石家庄市区及周边县区
76	滁州市百姓缘药品零售连锁有限公司	70	0	70	–	–
79	湖南九芝堂零售连锁有限公司	69	70	139	112	湖南省内长沙、常德、岳阳、湘潭、永州、郴州、益阳、湘西、邵阳等
80	赤峰雷蒙大药房连锁有限公司	68	138	206	131	–
80	安徽国胜大药房连锁有限公司	68	14	82	3	安徽省
80	山东高密凤城大药房医药连锁有限公司	68	0	68	40	山东省高密市
83	重庆康济(鑫斛)药房连锁有限公司	65	665	730	46	重庆市

续表

排序	公司名称	直营	加盟	分店数量	医保定点药店	分布城市
83	山东临沂康源医药连锁有限公司	65	0	65	36	临沂市三区九县
85	上海余天成药业连锁有限公司	64	37	101	19	上海市松江区
86	兰州惠仁堂药业连锁有限责任公司	62	0	62	42	甘肃省兰州市、白银市、定西市等
87	苏州礼安医药连锁总店有限公司	61	3	64	42	苏州市、无锡市
88	青岛医保城药品连锁有限公司	60	0	60	—	—
89	吉林省中东健康万家医药超市	59	0	59	17	吉林省长春市、吉林市
90	西安泰生医药连锁有限公司	56	127	183	66	陕西省西安市、咸阳市、安康市
90	济宁新华鲁抗大药房有限公司	56	32	88	54	山东省济宁市及12县市区
92	云南昊邦医药销售有限公司生达新世界大药房	54	0	54	45	昆明市、安宁市
93	昆山双鹤同德堂连锁大药房有限责任公司	53	2	55	43	昆山市、太仓市
94	山东康通华泰医药连锁有限公司	52	0	52	48	聊城市、临清市内及个乡镇
95	特格尔(集团)医药股份有限公司(零售连锁)	51	77	128	128	—

续表

排序	公司名称	直营	加盟	分店数量	医保定点药店	分布城市
96	黔西南州大家康健药房连锁有限公司	49	12	61	38	贵州省黔西南州8个县市
97	宁波彩虹大药房有限公司	48	0	48	32	宁波市范围内
97	陕西众信医药超市有限公司	48	0	48	45	–
99	徐州市广济连锁药店有限公司	45	23	68	24	江苏省徐州市及周边县区,以及连云港市
100	上海童涵春堂药业连锁经营公司	43	5	48	11	上海市
100	普洱淞茂济安堂医药有限公司	43	0	43	–	云南省普洱市

注:1. 加"※"标的为因资本市场限制或其他因素未能在截稿时主动提供相关数据的企业。

2. 老百姓大药房连锁股份有限公司的直营店数量系根据媒体公开报道"600多家",此处仅取整数,以供参考。

3. 益丰大药房连锁股份有限公司的直营店数量系根据其官网发布的董事长高毅新年祝辞中的相关数据,以供参考。

模块四 素质强,创业有能力

任务一 认识毕业后的升学、就业道路

经过三年的高职学习之后,同学们对今后的职业发展一定会有自己的规划,毕业后有的同学会走上工作岗位,大多数同学还会边工作边继续学习提高,进入更高学历层次的学习。

因为同学们在毕业时已经同时获得了中药调剂员或中药购销员的职业资格证书,所以在上述岗位中会得心应手地工作。5年之后我们可以报名参加国家执业药师资格考试,通过考试后获得国家执业(中)药师的资格证书,为自己的职业生涯开辟更加宽广的天地。

如果你是在医院药剂科的中药房工作,要根据工作年限,分别参加全国卫生资格考试中的药剂师考试,获得中药士、中药师、主管中药师等资格证书。

直接就业:中药专业的毕业生可以在中药经营流通企业内工作,如医药批发企业担任中成药销售业务员、中药采购员、中药材验收员、中药库房管理员等岗位工作;担任各类药店中药饮片柜台的中药调剂员、药店内中成药及保健品柜台的销售人员。还可以到中药生产企业做中成药销售业务员,或从事中药材采购、中药材验收工作。此外,在各级医疗单位的药剂科中从事中药饮片调配、中成药处方调配、药学服务与用药指导、中药验收保管等工作。

升学深造:毕业生可以选择进入本科院校进行进一步学习深造,成绩

合格后可以获得相应学历学位。也可参加专业硕士研究生教育考试，继续获得本科以及更高层次的教育学习机会，提高学历层次，对应的专业有中药学、中药制药技术、中药药剂学、中药药物分析、中药药理、中药鉴定等专业。

目前进入本科院校深造的途径主要有三条：自考升本、成考升本和高职升本。除此之外，一些省市对专科毕业生升本有鼓励政策，例如在天津市，参加技能大赛获得一等奖可以免试升入本科院校的相关专业进行深造。

其他途径：除了直接就业、升学深造以外，毕业生还可以自主创业、或是选择参军入伍、考取公务员或选调生、参加"三支一扶"计划、"大学生志愿服务西部"计划等。

自主创业：国家鼓励和支持高校毕业生自主创业。对于高校毕业生从事个体经营符合条件的，将给予一定的优惠政策，毕业生可以向所在学校就业中心、学工部咨询。

大学生参军入伍：国家鼓励普通高等学校应届毕业生应征入伍服义务兵役，高校毕业生应征入伍服义务兵役，没有专业限制，只要政治、身体、年龄、文化条件符合应征条件就可报名应征。毕业生在服役期间享有一定经济补偿，服役期满后可在入学、就业等方面享有一定优惠政策。每年4月至7月开展预征工作，毕业生可以向所在学校就业中心、学工部、人武部咨询。

公务员：应往届毕业生可以参加国家或地方公务员考试，两者考试性质一样，都属于招录考试，但两者考试单独进行，相互之间不受影响。国家公务员考试一般在当年年底或下一年年初进行，地方公务员考试一般在3~7月进行，考生根据自己要报考的政府机关部门选择要参加的考试，一旦被录取便成为该职位的工作人员。具体公务员政策可参看国家公务员网的相关政策。

选调生：选调生是各省区市党委组织部门有计划地从高等院校选调的品学兼优的应届大学本科及其以上的毕业生的简称，这些毕业生将直接进入地方基层党政部门工作。我国各省份对选调对象的要求条件差别较大，专科毕业生可以根据自己的实际情况，结合选调省份相应的要求，报名参加相应考试。毕业生可以向所在学校就业中心、学工部咨询。

"三支一扶"计划：大学生在毕业后到农村基层从事支农、支教、支医和扶贫工作。该计划通过公开招募、自愿报名、组织选拔、统一派遣的方式进行落实，毕业生在基层工作时间一般为2年，工作期间给予一定的生活补贴。工作期满后，可以自主择业，择业期间享受一定的政策优惠。毕业生可以向所在学校就业中心、学工部咨询。

"大学生志愿服务西部"计划：国家每年招募一定数量的普通高等学校应届毕业生，到西部贫困县的乡镇从事为期1～3年的教育、卫生、农技、扶贫以及青年中心建设和管理等方面的志愿服务工作。该计划按照公开招募、自愿报名、组织选拔、集中派遣的方式进行落实。志愿者服务期间国家给予一定补贴，志愿者服务期满且考核合格的，在升学就业方面享受一定优惠政策。毕业生可以向所在学校就业中心、学工部咨询。

知识链接

由麦可思研究院撰写、社会科学文献出版社正式出版的《2012年中国大学生就业报告》在京发布，对2011届大学生的就业状况进行全面分析。蓝皮书显示：本科与高职高专毕业生的就业率差距持续缩小；2011届大学毕业生半年后月收入为2766元，比2010届(2479元)增长了287元；2011届大学毕业生为608.2万人，按比例推算，有近57万人处于失业状态。

高职就业率显著上升

2011届大学毕业生毕业半年后就业率为90.2%，比2010届(89.6%)略有上升。其中，本科院校2011届毕业生半年后就业率为90.8%，与2010届(91.2%)基本持平；高职高专院校2011届毕业生半年后就业率为89.6%，比2010届上升了1.5个百分点。本科与高职高专毕业生的就业率差距持续缩小。

2009～2011届大学毕业生失业率呈现下降趋势，2011届比2010届全国大学毕业生总体失业率下降0.6个百分点，其中高职高专毕业生下降较为明显。

2011届本科失业率最高的专业为生物科学与工程(14.9%)，其次为美术学(14.7%)；高职高专失业率最高的为应用韩语(18.6%)，其次为艺术设计(15.5%)。

2011届本科毕业生半年后就业率最高的专业门类是工学(92.5%)，最低的是法学(86.8%)；高职高专毕业生半年后就业率最高的专业门类是生化与药品大类(92.5%)，最低的是艺术设计传媒大类(83.2%)。

(摘自：http://edu.163.com/12/0611/16/83NV117U00294ILQ.html)

任务二　认识毕业后的职业道路

当同学们以顶岗实习学生或毕业生身份进入企业，从事某一岗位或轮岗工作，此时是毕业生熟悉工作岗位、工作单位的阶段。待正式毕业后，可以进入企业的试用期，成为实习员工，这一阶段仍是毕业生熟悉工作、企业和毕业生进行双向选择的阶段。试用期结束后，毕业生成为企业的正式员工，从事某一特定岗位的工作，通常从最基层做起，这样不仅可以掌握较全面的知识，可以积累丰厚的经验，对于日后从事技术或管理工作奠定扎实的技术功底，而且，这样的职业路径也符合毕业生的知识结构、技能水平和目前自我提升的准备情况。当锻炼到具有一定工作能力，积累有一定工作经验，创造有一定工作成绩时，可以逐步晋升，逐渐从普通员工成长为企业骨干，再成长为企业"顶梁柱"。

任务三　认识毕业后的主要工作岗位

中药专业的学生在完成本专业学习的同时，可以考中药调剂员、中药购销员等多个工种的中、高级职业资格证书，经过专业拓展学习后，还可以从事中成药制备、化学药品经营销售等工作。

一、 药店中药调剂员、中成药营业员

按照医师临床处方所开列的药物，准确地为患者配制药剂的操作技术，通常应有审方、计价、调配、复核、包装、发药等六个程序。包括汤剂饮片的调配和汤剂的制备，中成药制剂的调配，以及根据医师处方为患者临时配制其他药剂等工作。

在中成药销售柜台接待顾客的咨询，了解顾客的用药需求并达成销售；或根据顾客的咨询推荐其使用OTC中成药。负责做好货品销售记录、盘点、账目核对等工作，按规定完成各项销售统计工作。

二、 中药生产企业中成药销售业务员

负责本公司的产品在各级医院或各类药房的推广和OTC客户关系的终端维护和建立；负责本公司产品的铺货、促销及店内产品知识培训；记录、检查、布置和改善产品在药店的陈列；收集市场信息，按计划拜访客户，开拓市场。

三、 中药采购员

在中药生产企业、各类中药材流通企业、医院中药房负责中药材、中药饮片的购进工作。作为中药采购员必须精通本专业知识，必须具有中药的真伪优劣鉴别能力，必须懂得药物的炮制种类和方法。了解中药市场行情，季节产新，产地产量等。到货验货时对于有质量问题或有疑问的要在没有入库之前解决，及时退换货、补缺，保证库存供应。

四、 中药验收、中药库房管理

负责公司、单位或各级医院的中药材、中药饮片、中成药的进货验收以及药品库房管理工作。应具备中药检验、药品库房管理的知识与技能。关注销量，学会对公司及门店销量分析，引进新品、新包装、新规格。对于有质量问题或有疑问的药品，要在没有入库之前解决，及时退换货、补

缺，保证库存供应。

五、医院中药饮片调配

在各级医院的药剂科中药房进行中药饮片的处方调配工作，按照医师临床处方所开列的药物，准确地为患者配制药剂，同时对患者进行用药指导等药学服务工作，并可在煎药室内进行汤剂的制备工作。

六、医院中成药处方调配

在各级医院的药剂科中药房，按照医师临床处方进行中成药处方调配并对患者进行用药指导等药学服务工作。负责做好药品销售记录、盘点、账目核对等工作，按规定完成各项销售统计工作。

任务四　学习身边中药领域中的能工巧匠

我国劳动人民几千年来在与疾病作斗争的过程中，通过实践，不断认识，逐渐积累了丰富的医药知识。从古至今涌现出众多的能工巧匠和杰出人才。我们并不是只能从古代典藏、书籍、网络、媒体中看到他们的身影，聆听他们的话语，其实，他们离我们并不远，他们就在我们的身边。通过学习企业中的能工巧匠和科研院所中的杰出人才，我们不仅可以开阔自己的视野，向他们学习先进的理论，更可以领略他们的风采，从他们的身上学习不畏困难、勇攀事业高峰的可贵精神。

一、中华草药之王，中成药显微分析奠基人——徐国钧

徐国钧，江苏常熟人。中国药科大学教授、博导，中国科学院院士。致力于生药鉴定、品质评价、资源开发及学科建设。一直从事生药学的教学与研究，培养了大批专门人才，对生药(中药)的品种鉴定、质量评价、资源开发和生药学科的开拓等，均做出了积极的贡献。尤其在生药粉末、

中成药显微分析鉴定方面取得了开创性的丰硕成果。

徐国钧出生于江苏省常熟县白茆口横塘镇的一个贫农家庭。16岁时，经同乡周太炎先生介绍，进入国立药学专科学校，担任生物、生药室技术助理员。当年暑假，随周太炎到峨眉山一带调查、采集药用植物标本3个月之久，成为《峨眉山采集药物记》作者之一。在任技术助理员期间，他参加生物学、药用植物学、生药组织学实验课的准备，采集和压制药用植物标本，管理生药标本，制作生药组织切片，书写大幅教学、展示用图表，绘制原色药用植物挂图，还从事药用植物的栽培和温床管理等。通过大量的实际工作锻炼，他很快掌握了药用植物学、生药学实验的基本知识和技能，对生药学的爱好与日俱增。

由于中国传统应用的中成药丸散膏丹，大多是直接用粉末药材制成的，一种中成药常含有几种、十几种或几十种粉末药材，向来缺乏鉴别依据，以致有"丸散膏丹，神仙难辨"之说。徐国钧决心解决这一难题，进行前无古人的尝试。在1956年首次选择《中药成药下乡初稿》中暑湿类家庭常备良药"痧药"为突破口，对南京同仁堂国药号产品南京"灵应痧药"进行鉴定。由于中成药组成药味多，各药的细胞、组织或内含物常有交叉，其难度较对单味粉末鉴定为大。徐国钧知难而上，悉心研究，运用粉末鉴定方法，通过反复实验、观察、分析，排除细胞、组织交叉干扰，掌握各种组成药物的专属性特征，终于成功地从"痧药"中检出了麝香、蟾酥、天麻、麻黄、甘草、苍术、丁香、大黄、雄黄、朱砂等10种药材，与规定处方一致。这篇论文的发表，开中国中成药鉴定之先河，打破了千百年来"丸散膏丹，神仙难辨"的神秘看法，受到当时全国药学会代表大会的重视和高度评价。

为了验证显微分析法对中成药鉴定的正确性和可靠性，徐国钧带领同事们继续进行实践研究，陆续发表了六味地黄丸、桂附地黄丸、十全大补丸、礞石滚痰丸、如意金黄散等18种商品中成药的鉴定；1973～1975年间，他配合《中国药典》编写工作，观察复核制定了石斛夜光丸、八味檀香散、紫金锭、桔贝半夏颗粒剂等66种药的显微鉴别；随后，又负责在国家药典委员会中成药显微鉴定经验交流学习班上，讲授显微分析专业知识和技能，共同复核了近百种药典中成药的显微鉴别项目内容。徐国钧在这项研究中，发现了有的成品与药典处方不相符，例如，香连丸中有以黄连须根代根茎，青娥丸中缺胡桃仁，腰痛丸中以杜仲叶代杜仲皮，知柏地黄丸、如意金黄散中以三颗针类代黄柏，济生肾气丸中以赤芍代牡丹皮，石斛夜光丸中以党参代人参等。这是显微分析对保证中成药品质的另一重要作用。1982年，他和研究生对《中国药典》中组成药最复杂、鉴定难度最大的"再造丸"进行研究，将58味植、动、矿物药逐一检出，并对该类丸药中某些同名异物药材也予以清楚的鉴别。这一研究成果的发表使中成药显微分析水平达到新的高度。

徐国钧教授几十年的艰苦创业，使中国的显微分析鉴定研究处于世界领先地位。1995年当选为中国科学院生物学部院士，是我国生药显微鉴定尤其是粉末生药学和中成药显微分析的奠基人。

二、中国生药学的奠基人——楼之岑

楼之岑，浙江安吉人，生药学家和药学教育家，是中国工程院医药与卫生工程学部首批院士、生药学国家重点学科首席学术带头人。曾任中国药学会理事长、中国药学会中药和天然药物专业委员会主任委员、《药学学报》副主编、《药学通报》主编、《中药通报》主编、国家药典委员会委员。楼之岑院士注重应用多种现代科学方法研究中药，在发展中国生药学事业方面做出了重要贡献，是中国现代生药学的开拓者之一。在学术上最突出的贡献，是在生药形态组织和中药材品质评价的研究方面，进行了大量开拓性的研究工作。

在教学实践中，他对生药学课程的内容与方法作了大力改革，编写了中国第一部富有特色的生药学教科书，从根本上改变了当时中国生药学教学目的不明确、教材内容陈旧、实验方法落后的状况，为中国生药学科的建立和发展做出了重大贡献。

楼之岑院士重视中药材实际问题的研究。在他指导下，开展了生药形态组织学、化学分析及生物测定等方面的工作，先后完成了数十种药材的鉴定研究，为中药整理、品种鉴别和编写《中国药典》、《中药志》提供了科学资料。他主编了《中药志》，先后共出版了四册，得到了中国外读者的一致好评，尤其引起了日本生药学界极大的重视，被认为是中国第一部用现代科学观点编写的中药巨著。

三、中国药用植物及中药研究的主要奠基人——肖培根

肖培根，1953年从厦门大学毕业分配到中央卫生研究院（现中国医学科学院），从事药用植物及中药研究工作。现任药用植物研究所名誉所长、研究员、重点实验室-中药资源利用和保护研究中心主任、博士生导师、中国工程院院士。

近五十年来，他一直致力于药用植物及中药的研究和提高，为中药的现代化和国际化作出了杰出贡献。早在20世纪50年代，肖培根院士就领导并投身于全国中药资源的普查，足迹遍及全国各地，在调查的基础上主持编写了《中药志》、《新华本草纲要》、《中国本草图录》及《原色中国本草图鉴》等大型科学著作，为中药的整理提高、开发和利用奠定了良好的基础。他也是我国民族医药的开拓者，曾六次赴西藏，首次对藏医藏药进行了科学系统的调查整理。在长期的实践中他还对一些重要类群开展了多学科的深入研究，创建了一门包括植物系统-化学成分-疗效相关性的新学科—— 药用植物亲缘学。1983年以肖培根为代表的一批药用植物研究专家，组建了中国第一个国家级的药用植物资源开发研究所（即现在的药用植物研究所），肖培根出任首任所长。他结合中国的实际，提出了药材原料、药品制剂和新药为目标的三级开发理论，在西洋参、天麻、灵芝、金乔麦、沙棘等一批重要中草药的开发方面也取得了显著的社会经济效益。

先后在国内外学术刊物上发表学术论文400余篇，科学专著20余部（卷）。由于在传统药物研究领域的造诣，肖培根教授被国际上著名杂志《药用植物》、《传统药物学杂志》、《植物疗法研究》、《植物药》等聘为编委；兼任中国药学会常务理事，中药与天然药物专业委员会主任委员，《中国中

药杂志》、《时珍国药研究杂志》主编，《中国中西医结合杂志》副总编辑，《药学学报》、《植物分类学报》常务编辑，《中西医结合杂志》(英文版、日文版)、《中国药理学通讯》、《中国药学》(英文版)、《人参研究》、《中国中医药信息杂志》、《中草药》、《国外医药植物药分册》、《中药新药与临床》、《中国药学年鉴》等杂志的编委或顾问。

由于他在药用植物领域的突出贡献，1988年被评为国家级有突出贡献的专家；1994年当选为中国工程院医药卫生工程学部的首批院士；1998年获第三届立夫中医药学术奖；2000年获首届地奥药学科技奖（中药）一等奖；2001年获求是科技基金会中医药现代化杰出科技成就集体奖；2002年获"全国杰出专业人才"称号。

任务五 个人职业生涯规划

个人职业生涯规划是指一个人对自己内在的兴趣爱好、能力特长、学习工作经历、职业倾向等因素和外在工作内容、工作性质、时代特点等因素进行综合分析，确定自己的职业奋斗目标，并为实现这一目标而制定合理有效的行动方案。职业生涯规划主要包括四个方面，即我真正想做什么？我适合做什么？我怎样去实现我的目标？我现在需要做什么？

毕业生从业后，要对自己的职业生涯有一个合理规划。要根据对自己兴趣、能力的了解，以及对职业的认识，再辅以职业人员的咨商、辅导，制订一个职业生涯计划，以为将来职业生涯的依归。我们根据自己的职业生涯计划，可以选择适当的教育、训练来习得职业的技能，为顺应技术的变化、岗位的转换、工作的升迁做好准备工作。

知识链接

职业生涯规划的含义

要理解职业生涯规划的含义，首先得理解什么是生涯？什么是职业生涯？

（1）生涯，从广义上说，是指一个人的一生从始到终的整个经历。从狭义上说，在国内通常用来具体指代职业生涯；在美国，美国职业生涯管理专家Super.D.E认为，生涯是指个人终其人生所扮演角色的整个过程，生涯的发展是以人为中心的。

（2）职业生涯，是指一个人一生的职业经历。规划，是指比较全面的长远的发展计划。

（3）职业生涯规划，则是指根据社会人才市场需求状况和本人实际，制定出来的未来职业生涯发展的比较全面、长远的计划，是对个人职业前景的设想。

（4）从时间上讲，职业生涯规划可分为：短期规划、中期规划、长期规划、人生规划。短期规划是指建立在5年以内（也有指建立在2年以内。笔者认为应根据个人实际而定，灵活点），确定近期目标，规划近期完成的任务，如对专业学习，5年内应该掌握哪些业务知识，学习哪些专业技术等；中期规划是指建立在5~10年之间，规划5~10年内的目标与任务，如规划从一般技术人员到技术骨干人员，从一般工作人员到企业中坚人员等；长期规划则是指建立在10年以上的规划，主要设定较为长远的目标，如规划35岁前力争当一部门经理或自主创业，走上人生的职业生涯顶峰等；人生规划是指整个职业生涯规划，是确定的整个人生的发展目标，是职业生涯发展的最终结果，如规划成为企业的老总或董事长等等。

（5）职业生涯规划的核心是根据市场需要，根据自身状况，制订自己职业生涯发展的长期目标，并将其付诸实施，并为之不懈的努力。

美国的成功学大师安东尼·罗宾斯曾经提出过一个成功的万能公式：成功=明确目标+详细计划+马上行动+检查修正+坚持到底。从这个公式我们可以看出，要想成功，首先我们得规划、选择一个最适合我们发展的行业和工作，然后确定我们的职业理想、职业目标，同时对我们的整个职业生涯进行初步规划，最后付诸行动。并且经常对自己的目标和计划进行检查修正，最后坚持到底，定能获得职业生涯的成功。

一、高职学生职业生涯规划的原则

1.结合社会需求

大学生学习的现实目标就是就业，即自主创业与择业。就业作为一种社会活动必定受到一定的社会需求制约，如果自身的知识与个人的观念、能力脱离社会需要，很难被社会接纳。高职学生在职业生涯规划时，要看清现实社会与未来的发展趋势，根据社会需要锻炼自己的能力、培养自己的综合素质，完善自己的人格，做到社会需求与个人能力的统一、社会需要与个人愿望的有机结合。

2.结合所学专业

专业匹配，是我们进行职业生涯规划的目标之一。每个专业都有一定培养目标和就业方向与就业领域，这就是职业生涯规划的基本依据。求职过程中如果不能实现专业与职业的匹配，势必付出转换成本，无论对于个人还是社会都是巨大的浪费。因此，高职学生在进行职业生涯规划时一定要了解专业、分析专业、强化专业知识与技能的掌握，以专业特色和能力要求为导向，规划自己的学习与生活，力争实现专业与职业的匹配。

3.结合个人特点

职业生涯设计不能千篇一律，一定要结合个人的特点。不同的职业对人的要求不一样，别人适合的职业不一定适合自己，不能盲从。高职学生职业生涯规划也要与自己的个性倾向、个性心理特征及个人能力特长等方面相结合。个性倾向包括需求、兴趣、动机、理想、信念和世界观。个性心理特征包括气质与性格。通过职业生涯规划相关的测评，认清自己，明确自身特点，准确定位，充分发挥自己的优势，结合自身特点才能体现人尽其才、才尽其用的要求。

4.连续性原则

首先要保持大学3年目标的连续性，3年期间也许会对目标作一些调整，但不应频繁。毕业后职业生涯设计的目标也应保持与大学期间的连续性和一致性，使之贯穿一生。目标能对学习和工作产生激励作用，而激励的最终目的是为了职业上的突出成绩。目标如果不具有连续性，将会使某些学习变得徒劳，因而难以实现自己的职业理想。

5.动态性原则

任何事物的发生和发展过程都不是一成不变的。同样职业生涯设计的制定也是一个不断修正的过程，随着环境和自身的变化，职业发展方向也要不断进行重新定位，实现的路径和手段也要重新选择。

二、高职学生职业生涯规划的步骤

根据我国社会对高技能人才的需求和高职毕业生的就业现状，高职院校学生的职业生涯规划主要包括以下几个步骤：

1. 树立职业理想

职业理想是指人们对未来职业表现出来的一种强烈的追求和向往，是人们对未来职业生活的构想和规划，在人们职业生涯规划过程中起着调节和指南作用。任何人的职业理想必然要受到社会环境、社会现实的制约。对于高职学生来说，职业理想的树立除要符合当今社会发展和人民利益的需要外，一定不要好高骛远。高职学生应用发展的眼光、长远的观点来指导自己的创业与择业。

2. 自我评估与环境分析

自我评估是运用相应的测评体系对自己的兴趣、特长、性格、学识、技能、智商、情商以及管理、协调、活动能力等的测评。它的实质就是通过自我分析，能够知己之长、知己之短，知己所能、知己之所不能，并通过一定的测试来确定自己的职业兴趣、价值观和行为倾向，即要弄清我想干什么、我能干什么、我应该干什么、在众多的职业面前我会选择什么等问题。

任何一个人的职业生涯都必须依附于一定的组织环境条件和资源，都必然受到一定社会、经济、政治、文化和科技环境的影响。环境提供或决定着每个人职业生涯的发展空间、发展条件、成功机遇和前进的威胁。环境分析主要分析外部环境因素对自己生涯发展的影响，主要包括社会环境的分析、行业环境的分析、企业环境分析和职业环境分析。个人在自我评估基础上进行环境分析旨在知己知彼，使个人职业生涯规划客观现实。

3.职业定位

职业定位就是要为职业目标与自己的潜能以及主客观条件谋求最佳匹配。良好的职业定位是以自己的最佳才能、最优性格、最大兴趣、最有利的环境等信息为依据的。高职学生职业定位应注意：①依据客观现实，考虑个人与社会、单位的关系；②比较鉴别，比较职业的条件、要求、性质与自身条件的匹配情况，选择更符合自己兴趣、专业特长、经过努力能很快胜任、有发展前途的职业；③扬长避短，看主要方面，不要追求十全十美的职业；④要把"志当存高远"与脚踏实地相结合，注意长期和短期相结合。

4.设定特定学期的职业生涯目标

特定学期生涯目标的设定，是将职业目标进行有效的分解。目标分解的过程也是职业能力要求分解的过程。高职学生可以在一年级了解自我；二年级锁定感兴趣的职业，有目的提升职业修养；三年级通过社会实践、就业实习等，为初步完成学业到职业者的角色转换做好准备。这样做有利于充分挖掘个人的潜力，有序从容地提高自己的能力，推进个人条件与职业要求的吻合。

5.制定并实践学期行动计划

具体、明确、可行的学期行动计划是实现特定学期的职业生涯目标重要保证。行动计划可包括：在学习方面怎样完成学业，提高哪些实际操作能力；在工作方面应掌握哪些技能，如何提高工作效率；在业务素质方面如何提高决策能力、心理调适能力、社交能力，培养特长，完善人格；在潜能开发方面如何提高综合能力、创造能力等。制定学期行动计划时，应注意考虑以下几个方面：①教育、训练的安排；②获得发展的安排；③排除各种阻力的计划与措施；④争取各种助力的计划与措施。

6.自我评估与调整

由于外界环境和自身素质的变化，有必要在这些因素产生变化后，重新对自我进行剖析和评估，及时诊断生涯规划各个环节出现的问题，反馈这些信息，不断对生涯规划进行评估与修订，及时纠正最终职业目标与分阶段目标的偏差。其修订的内容包括：职业的重新选择、生涯路线的选择、人生目标的修正、实施措施与计划的变更等。

可制定自我发展规划（表4-1）。

表4-1 近期自我发展规划（大学生活规划）

时间		大学____年级第____学期
职业素养	阶段目标	
	行动方案	
	满意收获	
	不足之处	
	改进方向	
理论学习	阶段目标	
	行动方案	
	满意收获	
	不足之处	
	改进方向	
技能锻炼	阶段目标	
	行动方案	
	满意收获	
	不足之处	
	改进方向	
实习经历	阶段目标	
	行动方案	
	满意收获	
	不足之处	
	改进方向	
学生工作	阶段目标	
	行动方案	
	满意收获	
	不足之处	
	改进方向	

短期自我发展规划（初步职业规划）

我的职业目标：＿＿＿＿＿＿＿＿＿＿＿＿＿＿ （毕业＿年实现）

单位/岗位	
岗位工作内容	
岗位任职资格	
岗位工作环境	
岗位发展潜力	
自身具备条件	
自身欠缺条件	
<div align="center">行动方案</div>	

在个人的职业生涯上，由于外界环境的变化和一些不确定因素的影响，我们制定的职业生涯规划总会与实际情况出现一定的偏差。因此，这就需要我们对自己的职业生涯规划有一个评估、反馈、调整的过程，经过这样一个动态的完善过程，我们的职业生涯规划才能更加符合社会需要，顺应环境变化，保证职业生涯规划的有效性。

附　录

知识链接

中药调剂员国家职业资格证书介绍

一、中医药特有工种国家职业资格证书的发展历程

·2007年，经中编办批准，国家中医药管理局中医师资格认证中心加挂国家中医药管理局职业技能鉴定指导中心牌子，作为开展中医药行业特有工种职业技能鉴定工作的专门机构。

·2008年2月2日，原劳动和社会保障部发布了《中医药行业特有工种职业技能鉴定实施办法（试行)》，明确了中药调剂员、中医刮痧师等十个职业为中医药行业特有工种。

·2009年7月，中药调剂员、中医刮痧师、中药材种植员、中药固体制剂工、中药检验工五个国家职业标准由国家中医药管理局和中华人民共和国人力资源和社会保障部联合颁布。

·2010年3月24日，中医药行业特有工种第一职业技能鉴定站顺利通过国家中医药管理局、中华人民共和国人力资源和社会保障部的共同验收，正式挂牌成立。（承担中药调剂员、中医刮痧师的鉴定工作）

·2010年4月23日，中医药行业特有工种第二职业技能鉴定站正式挂牌。（承担中药材种植员、中药固体制剂工、中药检验工的鉴定工作）

二、中医药特有工种国家职业资格证书的价值与必要性

·由于长期以来没有中医药行业特有工种国家职业资格，中医相关的职业（如保健按摩师、保健刮痧师、反射疗法师）鉴定和发证工作存在着

颇多问题，如全国各地培训标准、考核标准和收费标准不统一；有些地区证书颁发管理不规范，花钱买证现象大量存在；考试通过率越来越高，但证书的含金量、行业认可度、持证人员的技能水平却越来越低。

·中医药特有工种国家职业技能标准的颁布，标志着：中医药行业特有职业行业归口管理已落到实处；将从根本上杜绝鱼龙混杂、良莠不齐的行业现状；中医药行业职业资格证书制度走向规范化和专业化乃大势所趋、势在必行。

·中医药行业特有工种国家职业资格证书的价值：

(1) 证书是由人力资源和社会保障部（下简称人保部）套红印章，加盖国家中医药管理局人事教育司和国家中医药管理局职业技能鉴定指导中心的印章。（人保部和国家局的双重认可）

(2) 中医药行业首次颁发职业技能等级证书，为那些真正具有理论基础又真正掌握中医技术的技师提供了权威的从业资质。

(3) 完全符合法律规定；严肃考试，坚决杜绝买卖证书现象。将从根本上提高中医预防保健服务行业的从业人员素质和行业形象。

三、中医药特有工种国家职业资格证书的发展趋势

社会中现有的各类中医药相关职业，将逐步划归到行业管理，纳入到中医药行业特有工种职业体系之中。如后期陆续推出新的职业资格证书：中医按摩师、中医推拿师、中医灸疗师、中医罐疗师、中医耳疗师、中医足疗师、中医食疗师等。

四、《中药调剂员》国家职业资格证书的推广价值

1.中药调剂员是实行"行业准入制度"的中药类别国家职业资格

中药调剂直接关系中药疗效发挥和患者身体健康，故必须实行行业资格准入制度，从业人员必须持证上岗，保证人民用药安全、有效。

根据京药监人[2005]42号《关于在医药生产、销售人员中推行职业资格证书制度有关问题的通知》、北京市药品监督管理局与北京市劳动和社

会保障局京药监人[2004]42号文件的有关规定：按照劳动和社会保障部制定的《招用技术工种从业人员规定》，国家实行先培训后上岗的就业制度。凡在本市辖区内药品零售企业从事或准备从事医药商品购销、中药购销、中药调剂工种的人员，均须通过相应职业技能鉴定考试，并取得《职业资格证书》，方可上岗。

2.中药调剂员划归行业管理，职业资格证书更新换代

国家职业资格分为社会通用职业和行业特有职业。中药调剂员于2008年被划归为中医药行业特有工种，其国家职业标准于2009年7月24日，由人力资源和社会保障部与国家中医药管理局联合发布。新的中药调剂员职业技能标准的发布以及后续培训、审核工作的不断推进将为提高调剂员从业者素质和专业化水平，保证中药使用的安全、有效性起到促进作用。

3.中药调剂员国家职业资格证书是用人单位录用求职者的主要依据

中药调剂员职业资格证书由国家中医药管理局人事教育司、中华人民共和国人力资源和社会劳动保障部统一印制颁发，全国通用，是劳动者求职和用人单位录用劳动者的主要依据，也是境外就业、对外劳务合作办理技能水平公证的有效证件。

4.获得国家职业资格中药调剂员资格证书后的就业渠道

各类医疗机构中药房、中医预防保健服务中心、连锁药店和医药公司等。

一、中药调剂员

职业编码：4—01—99—02

职业描述：从事中药饮片调配、中成药配方、临方制剂配制的人员。

包含工种：中药调剂员（34—006）中药临方制剂员（34—007）

从事的工作主要包括：

（1）审核中医处方药味、名称、剂量、用法、处方脚注、配伍禁忌、妊娠禁忌、毒麻药超剂量及处方笔误等内容；

(2) 计算中药价格；

(3) 按处方进行中药饮片的调配；

(4) 对调配后的药剂进行复检；

(5) 将中药饮片进行临时炒、炙处理；

(6) 按照处方要求，将处理后的原料、辅料配制成丸、膏等临方制剂；

(7) 按照医生处方或病家需要问病发药，并解答中成药、中药饮片的疗效、质量、用法、用量及煎煮方法等问题。

中药调剂员是指在医院中药房或药店内根据医师处方要求和患者需要，按辨证用药理论，从事中药饮片调配、中成药配方、非处方药销售和用药咨询等服务的专业人员。中药调剂员职业资格考试已列入国家劳动和社会保障部规定的就业准入制度管理范围，欲从事本工作必须取得上岗资格。 中药调剂员职业分三个等级，即初级（国家职业资格五级）、中级（国家职业资格四级）、高级（国家职业资格三级），主要从事中药处方调配操作，能对常见病、多发病运用中医药知识进行指导用药。

中药调剂员国家职业标准（节选）

1.1　职业名称

中药调剂员。

1.2　职业定义

从事中药饮片调配、中成药配方、临方制剂配制的人员。

1.3　职业等级

本职业共设三个等级，分别为：初级（国家职业资格五级）、中级（国家职业资格四级）、高级（国家职业资格三级）。

1.8.2　申报条件

——初级（具备以下条件之一者）

(1) 经本职业初级正规培训达规定标准学时数，并取得毕（结）业证书。

(2) 连续从事本职业2年以上。

（3）从事本职业学徒期满。

——中级（具备以下条件之一者）

（1）取得本职业初级职业资格证书后，连续从事本职业工作3年以上，经本职业中级正规培训达规定标准学时数，并取得毕（结）业证书。

（2）取得本职业初级职业资格证书后，连续从事本职业工作5年以上。

（3）连续从事本职业工作7年以上。

（4）取得经劳动保障行政部门审核认定的，以中级技能为培养目标的中等以上职业学校药学专业毕业证书。

——高级（具备以下条件之一者）

（1）取得本职业中级职业资格证书后，连续从事本职业工作4年以上，经本职业高级正规培训达规定标准学时数，并取得毕（结）业证书。

（2）取得本职业中级职业资格证书后，连续从事本职业工作7年以上。

（3）取得高级技工学校或经劳动保障行政部门审核认定的以高级技能为培养目标的高等职业学校药学专业毕业证书。

3. 工作要求

本标准对初级、中级、高级的技能要求依次递进，高级别包括低级别的要求。

3.1初级

职业功能	工作内容	技能要求	相关知识
一、中药鉴别	1.中药识别	1.能识别根及根茎类中药饮片85种 2.能识别皮类中药饮片15种 3.能识别花、叶类中药饮片20种 4.能识别果实、种子类中药饮片25种 5.能识别其他类中药饮片55种	200种常用中药饮片的功能
	2.中药检测	1.能检测中药饮片杂质 2.能检查中药饮片的片型、厚薄	1.中药饮片杂质的检测方法 2.中药整理、切割知识
二、中药调剂	1.饮片调配	1.能识别中药饮片处方 2.能按中药调配的操作规程进行调配	1.中药调剂的常用术语、药名全称、通用名称、处方应付及配伍禁忌知识
	2.包、捆扎、翻	1.能熟练进行药品的包、捆扎 2.能按规范翻抛药斗	2.中药调配操作规程及要领 中药调配基本功练习要诀
三、用药指导	1.中药用法介绍	能介绍不同种类中药的服用特点和方法	不同种类中药的服用特点和服用方法
	2.中成药介绍	1.能介绍不同中成药剂型的使用特点 2.能介绍常用中成药的功效、主治 3.能看懂药品批准文号、注册商标、生产批号、有效期、标签等规定标识	1.中医的基本特点,阴阳五行学说在中医诊断治疗中的应用知识 2.中成药的常用剂型、特点及40种常用中成药应用知识 3.常用药品基础知识
四、销售与服务	1.中成药销售	1.能正确发药、收款、找零 2.能填写日常经营台账	1.中成药销售操作规程 2.经营台账的填写要求
	2.接待顾客	1.能够运用礼貌用语接待顾客 2.能主动与顾客交流,了解顾客需求,收集顾客资料	
	3.提供服务	能按服务规范要求为顾客提供服务	1.社交礼仪知识 2.医药商业服务规范

3.2中级

职业功能	工作内容	技能要求	相关知识
一、中药鉴别	1.中药识别	1.能识别根及根茎类中药饮片120种 2.能识别皮类、茎木类中药饮片30种 3.能识别花、叶类中药饮片35种 4.能识别果实、种子类中药饮片40种 5.能识别全草类中药饮片35种 6.能识别其他类中药饮片40种	300种常用中药饮片的特征及功能
	2.中药检测	1.能检测中药饮片的外观质量 2.能鉴别30种中药饮片的真伪	1.中药饮片外观质量的检测知识 2.30种中药饮片常见伪品的鉴别特征
二、中药调剂	1.计价	1.能熟记中药饮片的零售价格 2.能在规定时间内计算中药处方的金额	计价知识
	2.饮片调配	1.能按《中药零售企业饮片质量管理办法》独立完成中药处方的调配 2.能在配方中审方	1.中药配伍知识 2.审方及处方应知知识 3.中药零售企业饮片质量管理办法
	3.临方炮制	1.能按临方炮制的操作方法和要领进行炒制 2.能按临方炮制的操作方法和要领进行炙制	中药饮片炮制基础知识
二、中药调剂	4.中药保管养护	1.能对中药商品进行日常保管 2.能根据不同季节及中药商品的不同特性进行养护 3.能正确调控温湿度 4.能做好保管、养护记录	中药商品储存、养护知识
三、用药指导	1.汤剂服用介绍	1.能介绍中药汤剂的煎煮方法 2.能介绍中药汤剂的服用方法	中药汤剂煎服知识
	2.中成药介绍	1.能介绍常用中成药的功效、主治及使用注意 2.能介绍常见中成药的主要药物组成	1.中医五脏、六腑、气、血、津液及常见病治疗知识 2.80种中成药的主要药物组成及应用知识
四、销售与服务	1.中成药销售	1.能按《处方药与非处方药分类管理办法》销售中成药 2.能填报首营品种的经营审批表 3.能进行调价操作	1.《处方药与非处方药分类管理办法》 2.首营品种的有关规定 3.物价管理的有关规定
	2.接待顾客查询	1.能接待顾客的查询并做好记录 2.能处理顾客的来函、来电业务并做好记录	1.咨询服务的类型 2.医药商业服务的知识
	3.处理顾客投诉	1.能处理顾客投诉并做好记录 2.能处理退换货事宜	1.处理顾客投诉的技巧 2.顾客投诉的处理原则及流程

3.3 高级

职业功能	工作内容	技能要求	相关知识
一、中药鉴别	1.中药识别	1.能识别根及根茎类中药饮片160种 2.能识别皮类、茎木类中药饮片40种 3.能识别花、叶类中药饮片40种 4.能识别果实、种子类中药饮片50种 5.能识别全草类中药饮片40种 6.能识别动物类中药饮片35种 7.能识别其他类中药饮片35种	400种常用中药材及饮片的来源、特征及功能
	2.中药检测	能鉴别50种中药饮片的真伪	50种中药材及饮片常见伪品的鉴别特征
二、中药调剂	1.审方	能在执业药师的指导下： 1.对患者性别、年龄及医生签名进行审核 2.对处方剂量进行审核 3.对用药禁忌等进行审核	1.中药饮片调配审方知识 2.常用方剂的组成和功效
	2.饮片调配	1.掌握400种常用中药饮片的规范名称 2.能识别同一种饮片的不同炮制品 3.能独立调配含毒麻中药饮片的配方	1.400种中药饮片的规范名称 2. 不同炮制方法对饮片疗效的影响
	3.复核	能在执业药师的指导下进行复核：错配、漏配；剂量；需特殊处理的药物；饮片质量等	中药调配复核知识
三、用药指导	1.贵细药材介绍	能介绍贵细药材服用方法	贵细药材的应用知识
	2.中成药介绍	能介绍中成药在疾病治疗中的应用	120种中成药的应用知识
四、销售与服务	1.中成药销售	1. 能对柜台中成药进行外观质量判别和处理 2.能运用促销技巧对证销售中成药能处理与顾客的纠纷矛盾	1.中成药验收的有关规定 2.零售药店促销技巧
	2.处理顾客纠纷		化解与顾客矛盾和纠纷的方法

4.比重表

4.1 理论知识

项目			初级(%)	中级(%)	高级(%)
基本要求	职业道德		5	5	5
	基础知识				
相关知识	中药鉴别	中药识别	20	20	20
		中药检测	10	10	10
	中药调剂	审方	–	–	10
		计价	–	5	–
		饮片调配	15	10	10
		复核	–	–	10
		包、捆扎、翻	10	–	–
		临方炮制	–	5	–
		中药保管养护	–	10	–
	用药指导	中药用法介绍	5	–	–
		汤剂服用介绍	–	5	–
		贵细药材介绍	–	–	5
		中成药介绍	5	5	10
	销售与服务	中成药销售	4	5	5
		接待顾客	3	–	–
		提供服务	3	–	–
		接待顾客查询	–	5	–
		处理顾客投诉	–	5	–
		处理顾客纠纷	–	–	5
合计			100	100	100

4.2 技能操作

项目			初级(%)	中级(%)	高级(%)
技能要求	中药鉴别	中药识别	25	25	25
		中药检测	15	10	10
	中药调剂	审方	–	–	10
		计价	–	5	–
		饮片调配	20	15	15
		复核	–	–	10
		包、捆扎、翻	10	–	–
		临方炮制	–	5	–
		中药保管养护	–	5	–
	用药指导	中药用法介绍	5	–	–
		汤剂服用介绍	–	5	–
		贵细药材介绍	–	–	10
		中成药介绍	10	10	10
		中成药销售	5	10	5
		接待顾客	5	–	–
	销售与服务	提供服务	5	–	–
		接待顾客查询	–	5	–
		处理顾客投诉	–	5	–
		处理顾客纠纷	–	–	5
合计			100	100	100

二、中药购销员

职业编码：4—01—03—03

职业描述：从事中药鉴别、收购、验收、保管、养护及购销的人员。

包含工种：中药材收购员（34—005）中药购销员（34—008）中药保管员（34—010）

中药养护员（34—011）

从事的工作主要包括：

(1) 对中药材、中药饮片及中成药进行真伪优劣的鉴别，确定其规格等级，验收入库；

(2) 根据市场需求进行中药商品的采购和推销，并根据供货计划，制单、记账，做到账货相符；

(3) 根据中药材、中药饮片和中成药的特性及进出凭据，进行保管养护。

中药购销员是指从事中药鉴别、验收、保管、养护及购销的人员。中药购销员职业资格考试已列入国家劳动和社会保障部规定的就业准入制度管理范围，欲从事本工作必须取得上岗资格。中药购销员职业分为：初级(国家职业资格五级)、中级(国家职业资格四级)、高级(国家职业资格三级)。主要掌握药店的经营管理以及相关专业技术知识，能熟练掌握加工、质量检验、保管等实用技术及购销技能。就业前景面向各大中城市或乡村城镇开办药店或在各类医药企业从事购进、质检、加工、销售及经营管理工作。中药购销员职业资格证书由国家劳动和社会保障部统一印制颁发，统一编号，全国通用，是劳动者求职和用人单位录用劳动者的主要依据，也是境外就业、对外劳务合作办理技能水平公证的有效证件。

中药购销员国家职业标准（节选）

1. 职业概况

1.1 职业名称

中药购销员。

1.2 职业定义

从事中药鉴别、验收、保管、养护及购销的人员。

1.3 职业等级

本职业共设三个等级，分别为：初级（国家职业资格五级）、中级（国家职业资格四级）、高级（国家职业资格三级）。

1.4 职业环境

室内、外，常温。

1.5 职业能力特征

手指、手臂灵活，色、味、嗅、听等感官正常，具有一定的观察、判断、理解、计算和表达能力。

1.6 基本文化程度

高中毕业（或同等学力）。

1.7 培训要求

1.7.1 培训期限

全日制职业学校教育，根据其培养目标和教学计划确定。晋级培训期限：初级不少于300标准学时；中级、高级不少于200标准学时。

1.7.2 培训教师

培训初级、中级中药购销员的教师，应具有本职业高级职业资格证书或相关专业初级以上专业技术职务任职资格；培训高级中药购销员的教师应具有本专业中级以上专业技术职务任职资格。

1.7.3 培训场地设备

标准教室及必要的教学、实验设备和工具。

1.8　鉴定要求

1.8.1　适用对象

从事或准备从事本职业的人员。

1.8.2　申报条件

——初级（具备以下条件之一者）

（1）经本职业初级正规培训达规定标准学时数，并取得毕（结）业证书。

（2）从事本职业学徒期满。

（3）连续从事本职业2年以上。

——中级（具备以下条件之一者）

（1）取得本职业初级职业资格证书后，连续从事本职业工作3年以上，经本职业中级正规培训达到规定标准学时数，并取得毕（结）业证书。

（2）取得本职业初级职业资格证书后，连续从事本职业工作5年以上。

（3）连续从事本职业工作7年以上。

（4）取得经劳动保障行政部门审核认定的、以中级技能为培养目标的中等以上职业学校药学专业毕业证书。

——高级（具备以下条件之一者）

（1）取得本职业中级职业资格证书后，连续从事本职业工作4年以上，经本职业高级正规培训达规定标准学时数，并取得毕（结）业证书。

（2）取得本职业中级职业资格证书后，连续从事本职业工作7年以上。

（3）取得高级技工学校或经劳动保障行政部门审核认定的、以高级技能为培养目标的高等职业学校药学专业毕业证书。

1.8.3　鉴定方式

分为理论知识考试和技能操作考核。理论知识考试采用闭卷笔试方式，技能操作考核采用现场实际操作方式。理论知识考试和技能操作考核均实行百分制，成绩皆达60分以上者为合格。

1.8.4　考评人员与考生配比

理论知识考试考评人员与考生配比为1：20，每个标准教室不少于2名考评人员；技能操作考核考评员与考生配比为1∶5，且不少于3名考评员。

1.8.5 鉴定时间

各等级的理论知识考试时间均为 120 min，技能操作考核时间为 90 min。

1.8.6 鉴定场所设备

理论考试场所为标准教室，技能鉴定场所应具备能满足技能鉴定需要的场地以及实施技能考核所需的工具和设备。

2. 基本要求

2.1 职业道德

2.1.1 职业道德基本知识

2.1.2 职业守则

（1）遵纪守法，爱岗敬业。

（2）质量为本，真诚守信。

（3）急人所难，救死扶伤。

（4）文明经商，服务热情。

2.2 基础知识

2.2.1 相关法律、法规知识

（1）药品管理法及实施办法。

（2）药品经营质量管理规范及实施细则。

（3）消费者权益保护法、反不正当竞争法、产品质量法及劳动法的相关内容。

2.2.2 中药基础知识

（1）中药材商品知识。

1）中药的起源与发展。

2）中药的命名。

3）中药材的采收加工。

4）中药材商品的鉴定。

5）中药材商品的性能。

6) 中药材商品的应用。

(2) 中药饮片鉴别基础知识。

1) 中药炮制的目的及对药物的影响。

2) 中药饮片的质量标准。

3) 中药饮片的鉴别方法。

(3) 中成药基础知识。

1) 中成药的命名与剂型。

2) 中成药的处方来源与组方特点。

3) 中成药的配伍应用。

(4) 中药保管基础知识。

1) 中药商品储存知识。

2) 影响中药商品质量的因素。

2.2.3 中药商品购销基础知识

(1) 中药商品的经营理念。

(2) 中药商品的流转方式。

(3) 中药商品采购的基本要求。

(4) 中药商品销售的基本要求。

2.2.4 安全知识

(1) 防火防爆等消防知识。

(2) 安全用电知识。

3. 工作要求

本标准对初级、中级、高级的技能要求依次递进，高级别包括低级别的要求。

3.1 初级

职业功能	工作内容	技能要求	相关知识、
一、中药鉴别与应用	(一)中药识别	1.能识别根及根茎类中药材及饮片85种 2.能识别皮类中药材及饮片15种 3.能识别花、叶类中药材及饮片20种 4.能识别果实、种子类中药材及饮片25种 5.能识别其他类中药材及饮片55种	200种常用中药材及饮片的来源、主产地、识别特征、功效
	(二)中药检测	能检测中药材及饮片的杂质	中药材及饮片杂质的检测方法
	(三)中药应用	能介绍40种常用中成药的组成、功效、应用	中成药基础知识
二、中药商品购销	(一)中药购进	1.能完成中药商品的货源组织 2.能按要求签订中药购进合同 3.能在购进中防止欺诈行为	1.中药市场购销知识 2.合同法有关知识 3.经济交往中防欺诈的知识
	(二)中药销售	1.能按要求签订中药销售合同 2.能完成中药商品的推销业务 3.能在销售中防止欺诈行为	
	(三)收集市场信息	1.能收集中药商品供求信息 2.能收集中药商品价格信息	中药市场调研、信息收集知识
三、中药保管	(一)进出库管理	1.能完成日常商品的收、发、存业务 2.能盘点库存商品,做到账货卡相符 3.能正确填写出入库记录	1.中药商品储存相关知识 2.出入库记录的填写要求
	(二)中药商品保管	1.能按要求贮存中药商品 2.能正确调控温湿度	
四、公关与服务	(一)公关	1.能运用公关礼仪主动与客户沟通 2.能运用公关技巧进行中药商品推销	中药商品温湿度管理知识
	(二)服务	1.能使用礼貌用语,运用公关礼仪 2.能主动热情耐心周到地为用户服务	基本公关礼仪与技巧 医药商业服务规范

3.2 中级

职业功能	工作内容	技能要求	相关知识
一、中药鉴别与应用	1.中药识别	1.能识别根及根茎类中药材及饮片120种 2.能识别皮类、茎术类中药材及饮片30种 3.能识别花、叶类中药材及饮片35种 4.能识别果实、种子类中药材及饮片40种 5.能识别全草类中药材及饮片35种 6.能识别其他类中药材及饮片40种	300种常用中药材及饮片来源、主产地、性状、功能主治
	2.中药检测	1.能鉴别20种常用中药材及饮片的真伪 2.能鉴别30种常用中药材的品质规格	1.20种中药材及饮片的质量标准及鉴别方法 2.中药材规格等级知识
	3.中药应用	能介绍60种常用中成药的组成、功能主治	1.中医阴阳五行、脏腑等基础知识 2.中药方剂基础知识
二、中药商品购销	1.中药市场营销	1.能进行市场细分和市场定位 2.能处理营销活动中的业务问题 能建立并利用中药商品购销的信息渠道	1.中药市场营销知识 2.业务洽谈技巧 信息渠道知识
	2.收集市场信息	1.能确定客户的信用度并对其进行管理 2.能按照《处方药与非处方药分类管理办法》购销中药 3.能按照《野生药材资源保护管理条例》购销中药	1.中药商业企业流通渠道管理知识 2.《处方药与非处方药分类管理办法》知识 3.《野生药材资源保护管理条例》知识
	3.中药业务管理		
三、中药保管	1.中药储存	1.能按商品特性进行分类储存 2.能解决储存中的常见问题	中药商品分类储存知识
	2.毒麻中药保管	1.能按规定对毒性中药进行保管 2.能按规定对麻醉中药进行保管	1.毒麻中药的品种 2.毒麻中药的保管要求
四、公关与服务	1.公关	1.能运用公关技巧促进商品购销 2.能写作简单的宣传稿	1.业务展览会、宴请、招待会等活动的知识 2.宣传稿的体例和要求 3.宣传稿的写作
	2.服务	1.能受理客户投诉 2.能按程序处理客户投诉	1.客户投诉的处理原则 2.客户投诉的处理程序

3.3 高级

职业功能	工作内容	技能要求	相关知识
一、中药鉴别与应用	1.中药识别	1.能识别根及根茎类中药及饮片160种 2.能识皮类、茎术类中药及饮片40种 3.能识别花、叶类中药及饮片40种 4.能识别果实种子类中药及饮片50种 5.能识别全草类中药及饮片40种 6.能识别动物类中药及饮片35种 7.能识别其他类中药及饮片35种	400种常用中药材、中药饮片的来源、主产地、性状、品质优劣和应用知识
	2.中药检测	1.能鉴别40种常用中药材、中药饮片的真伪 2.能鉴别50种常用中药材的品质规格	1.40种中药材、中药饮片常见伪品的鉴别方法 2.中药材规格等级知识
	3.中药应用	1.能介绍常用100种中成药的组成、功能主治,并能用中医理论指导合理用药 2.能介绍40种非处方中成药的应用	1.中医气血津液等基础知识 2.中成药的方剂组成、方解、应用知识
二、中药商品购销	1.中药市场营销	1.能根据本企业的实际,策划有效的营销组合策略	中药市场营销策略知识
		2.能处理营销活动中的疑难业务问题 能根据医药市场信息,提出对当前市场需求测算和未来市场需求预测的决策报告	市场需求的测算及预测知识
	2.收集市场信息	1.能对购销业务实行经济核算 2.能撰写业务工作计划、报告、总结 3.能按照特殊中药的管理规定从事中药商品经营活动	1.商业企业财务管理基础知识 2.医疗用毒性药品、麻醉药品管理办法
	3.中药业务管理		
三、中药养护	1.一般商品养护	1.能按要求对一般中药商品进行养护 2.能解决养护中出现的问题	一般中药商品养护知识
	2.易变异商品养护	1.能分析中药商品的变异现象并找出原因 2.能对易变异的中药商品进行科学养护	1.中药商品变异现象 2.中药商品变异因素 3.易变异的中药商品养护方法
四、公关与服务	1.公关	1.能制定购销业务公关计划的程序 2.能制定购销业务公关活动的内容	1.公关计划和行动方案的编制方法 2.公关模式与对象的选择方法
	2.服务	1.能调整自我心态,妥善处理突发事件 2.能按客户要求做好服务	1.购销员心态自调整知识 2.客户服务技巧知识

4.比重表

4.1 理论知识

项目			初级(%)	中级(%)	高级(%)
基本要求	职业道德 5%		5	5	5
	基础知识 10%		15	10	10
相关知识	中药鉴别与应用 30%~35%	中药识别	15	15	15
		中药检测	5	10	10
		中药应用	10	10	10
	中药商品购销 20%	中药购进	10	–	–
		中药销售	5	–	–
		中药市场营销	–	15	15
		收集市场信息	5	5	5
		中药业务管理	–	5	5
	中药保管 15%	进出库管理	5	–	–
		中药商品保管	10	–	–
		中药储存	–	10	–
		毒麻中药保管	–	5	–
	中药养护 15%	一般商品养护	–	–	5
		易变异商品养护	–	–	10
	公关与服务 10%~15%	公关	10	5	5
		服务	5	5	5
合计			100	100	100

4.2 技能操作

项目			初级(%)	中级(%)	高级(%)
技能要求	中药鉴别与应用	中药识别	15	10	10
		中药检测	10	10	10
		中药应用	15	10	10
	中药商品购销	中药购进	15	–	–
		中药销售	10	–	–
		中药市场营销	–	25	25
		收集市场信息	10	10	10
		中药业务管理	–	10	10
	中药保管	进出库管理	5	–	–
		中药商品保管	10	–	–
		中药储存	–	10	–
		毒麻中药保管	–	5	–
	中药养护	一般商品养护	–	–	5
		易变异商品养护	–	–	10
	公关与服务	公关	5	5	5
		服务	5	5	5
合计			100	100	100